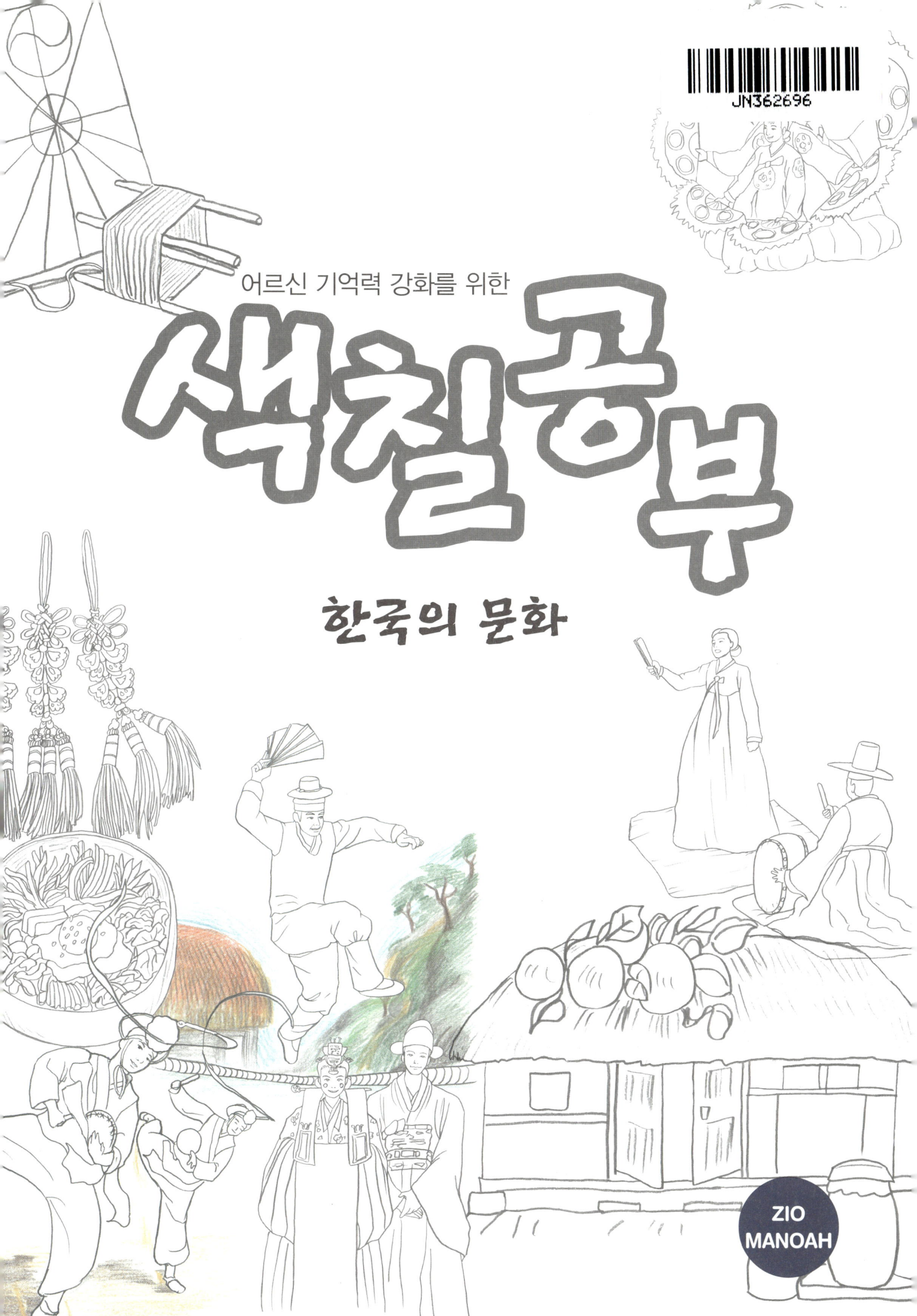

목차

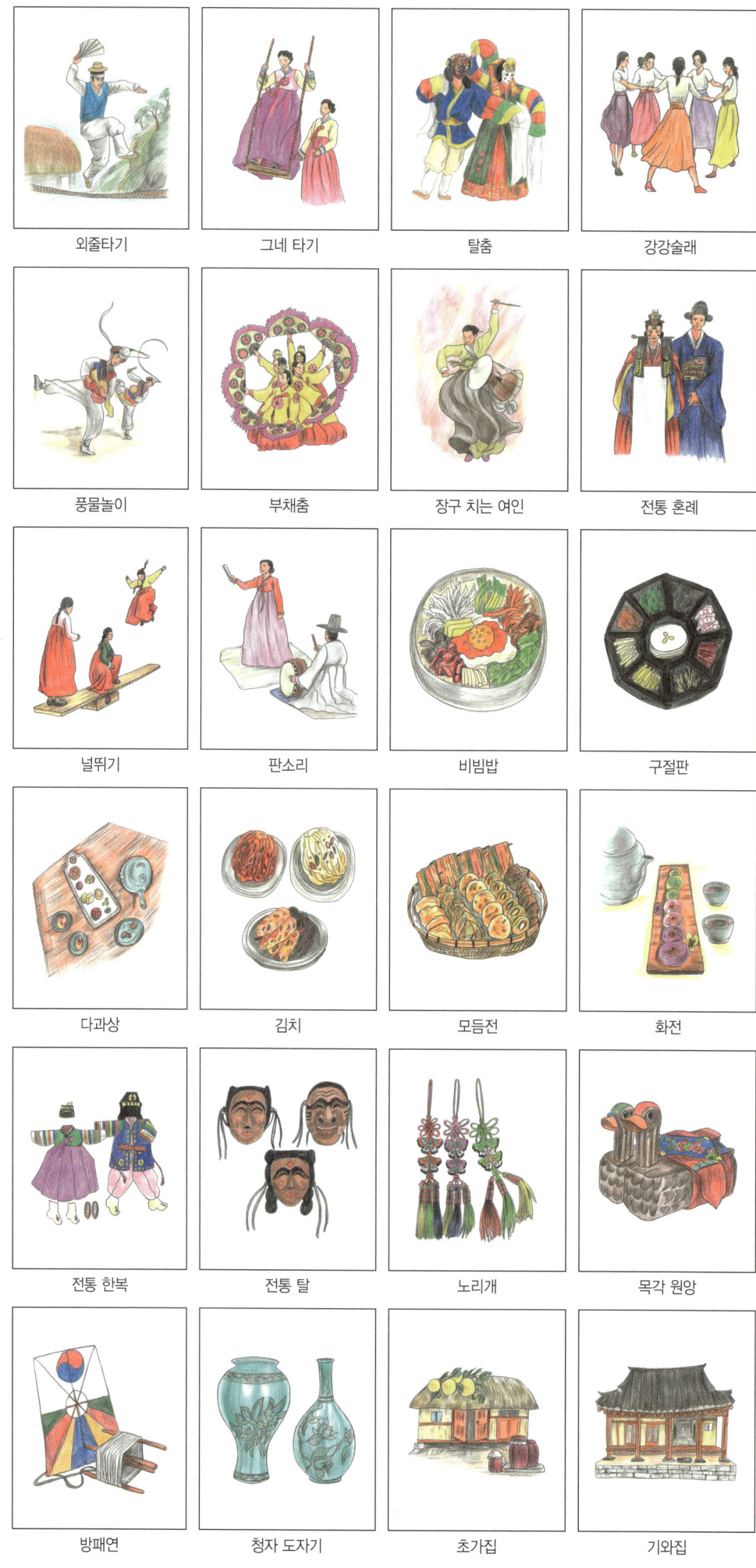

외줄타기	그네 타기	탈춤	강강술래
풍물놀이	부채춤	장구 치는 여인	전통 혼례
널뛰기	판소리	비빔밥	구절판
다과상	김치	모듬전	화전
전통 한복	전통 탈	노리개	목각 원앙
방패연	청자 도자기	초가집	기와집

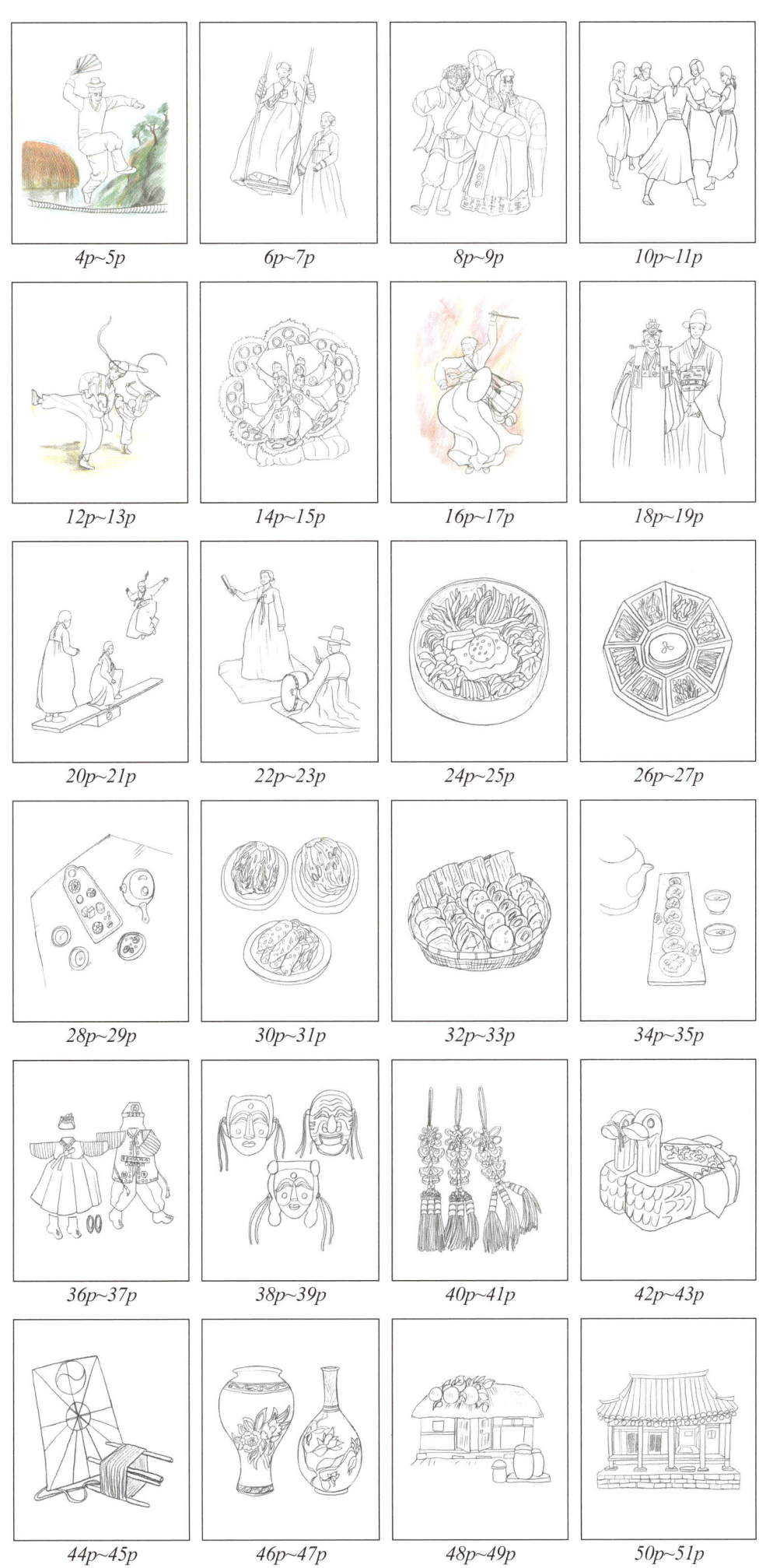

외줄타기

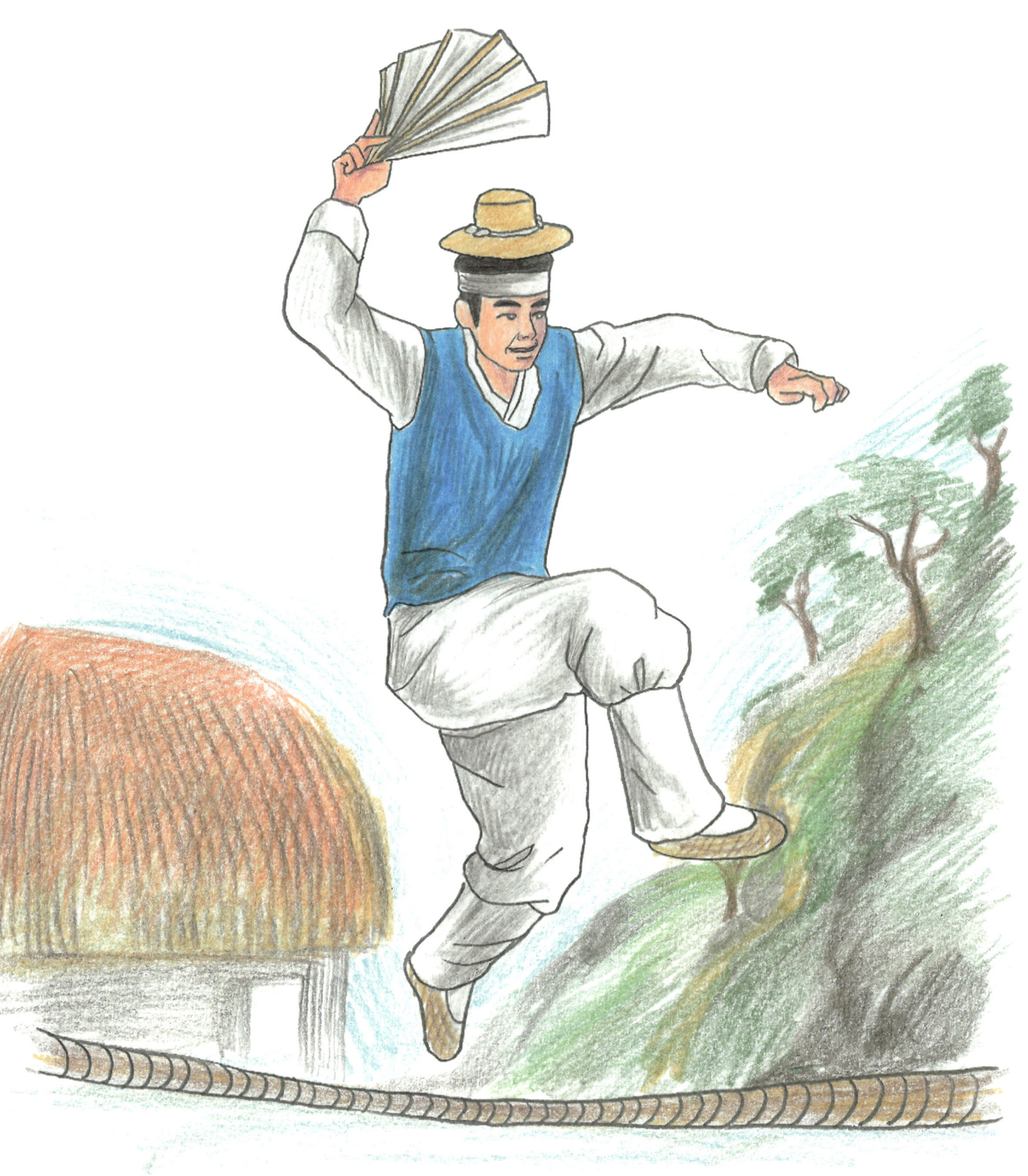

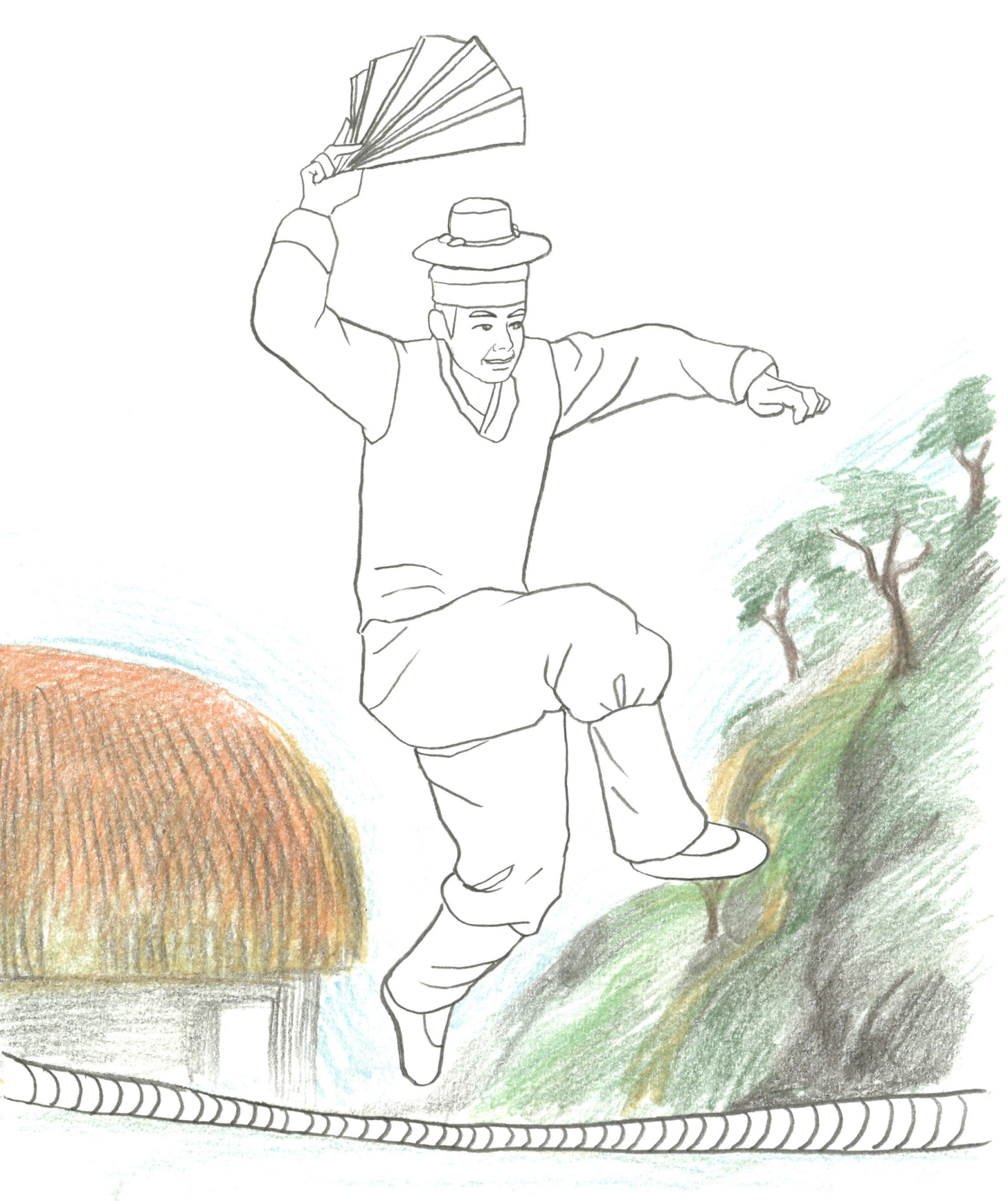

그네 타기

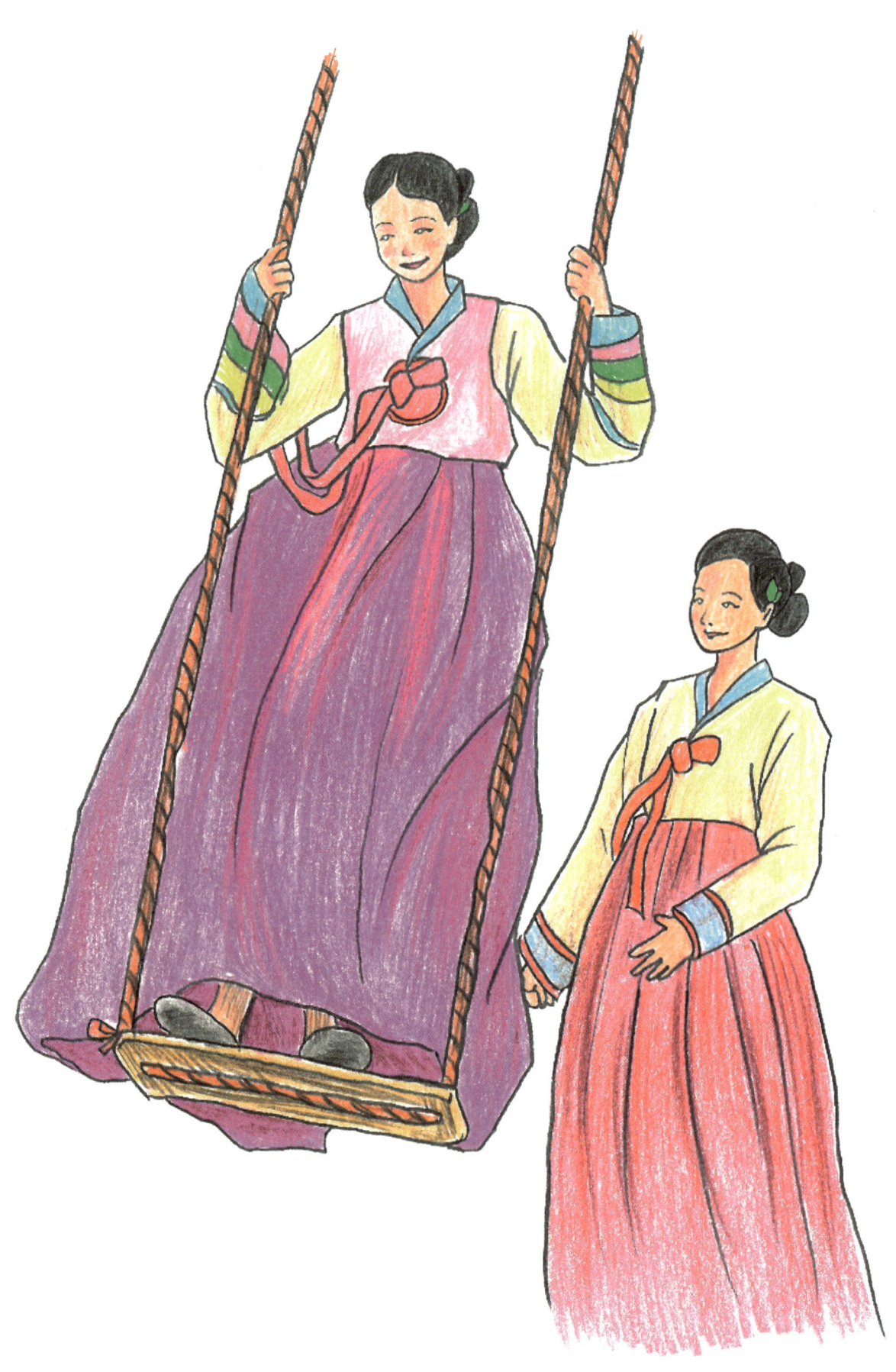

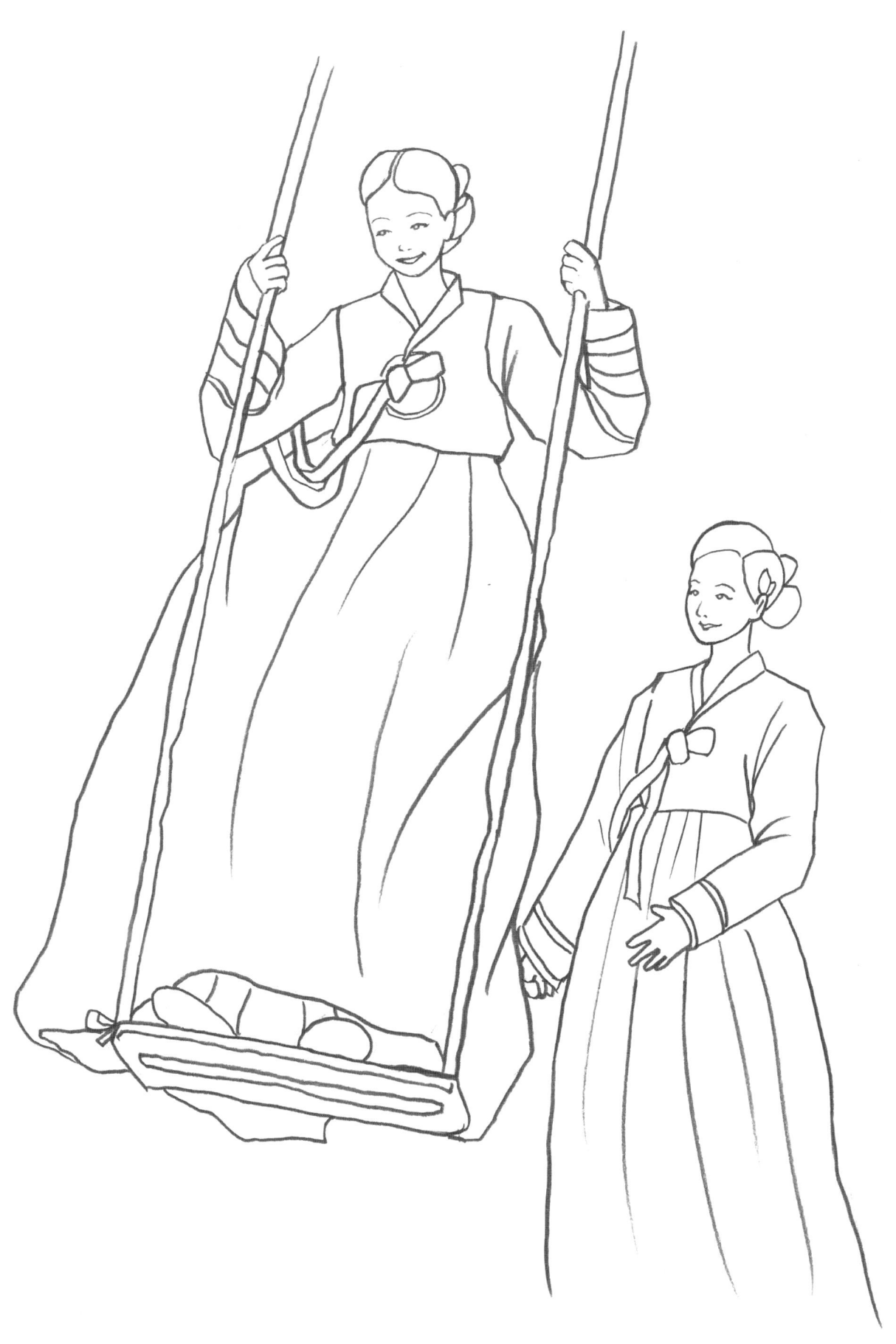

탈춤

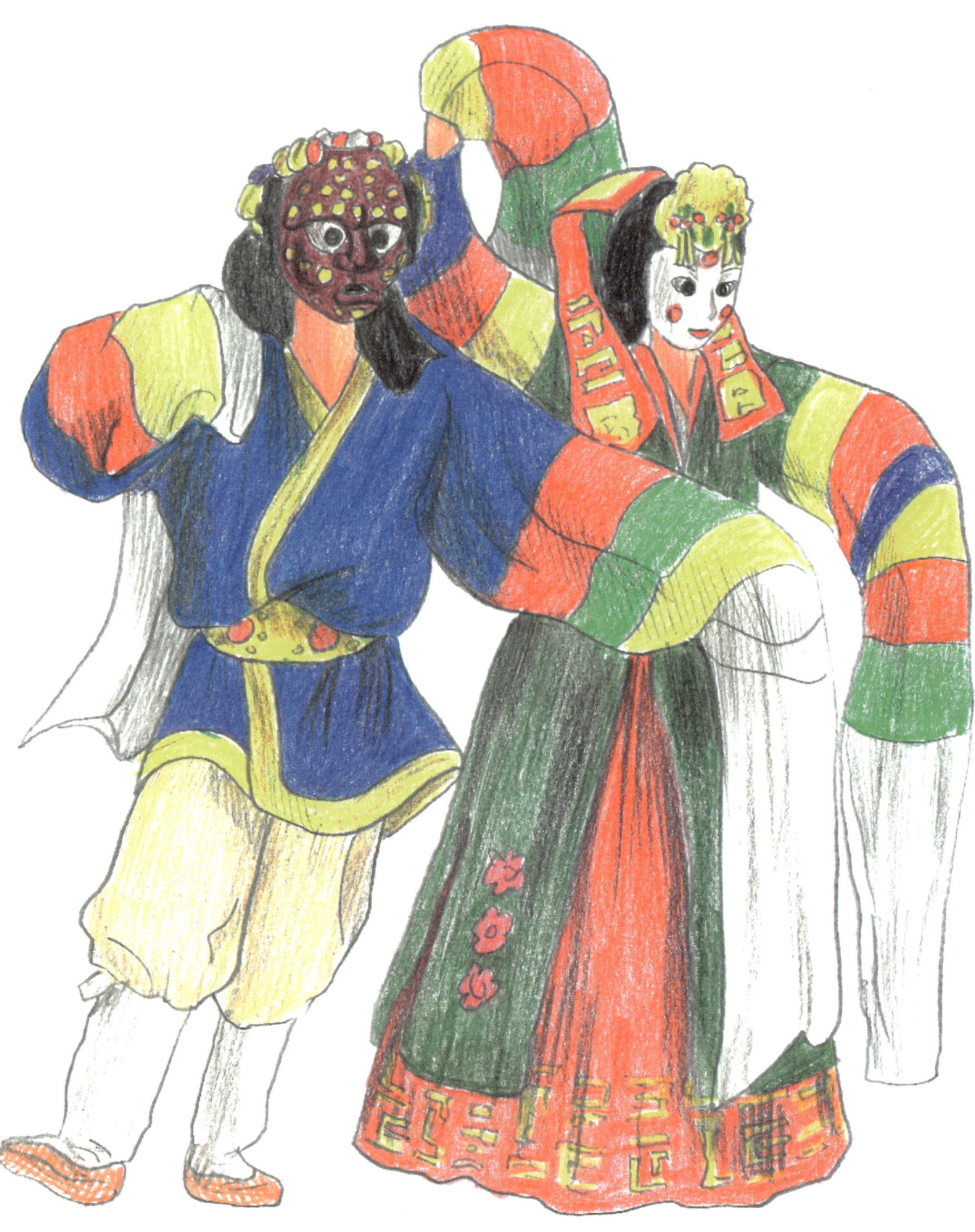

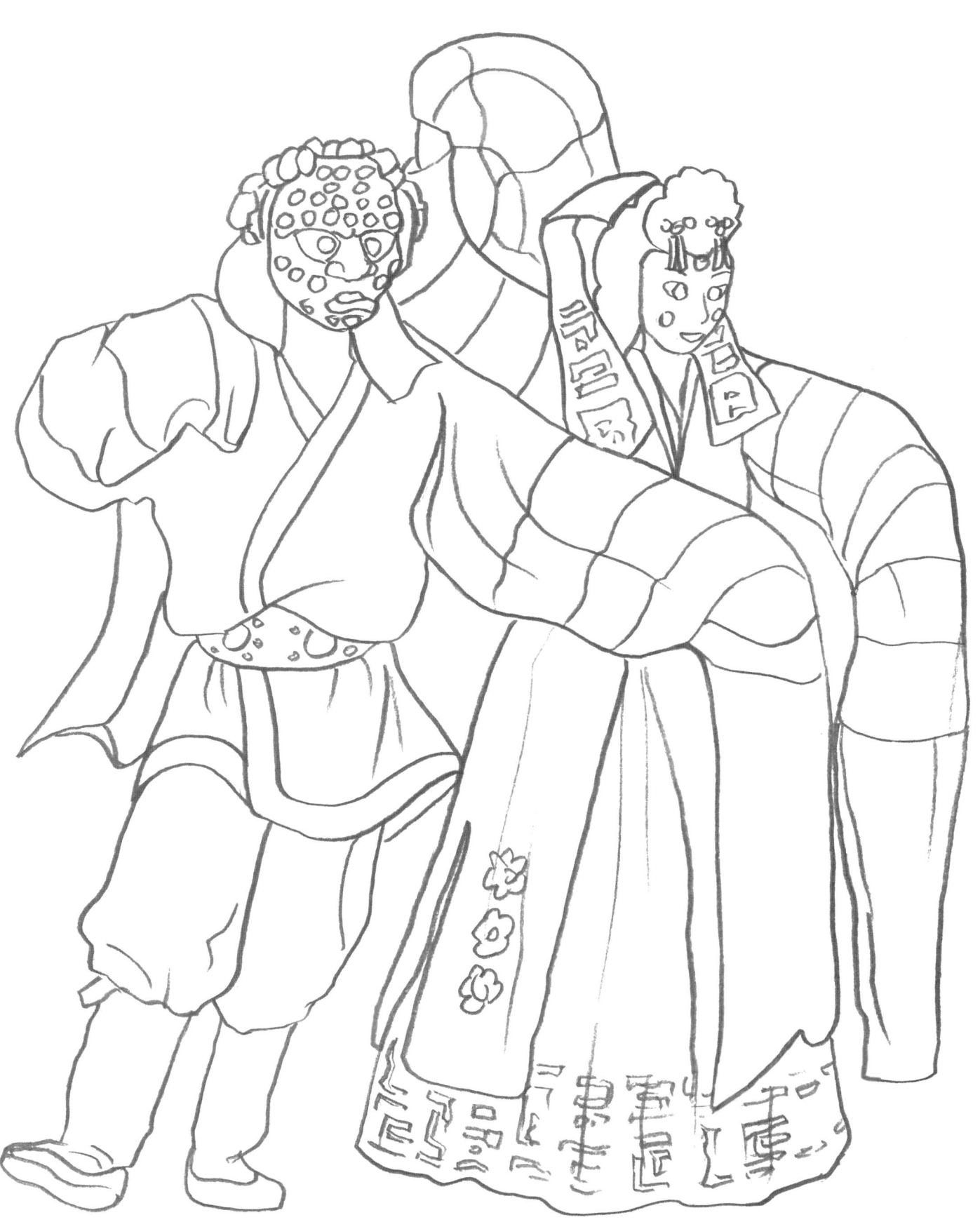

강강술래

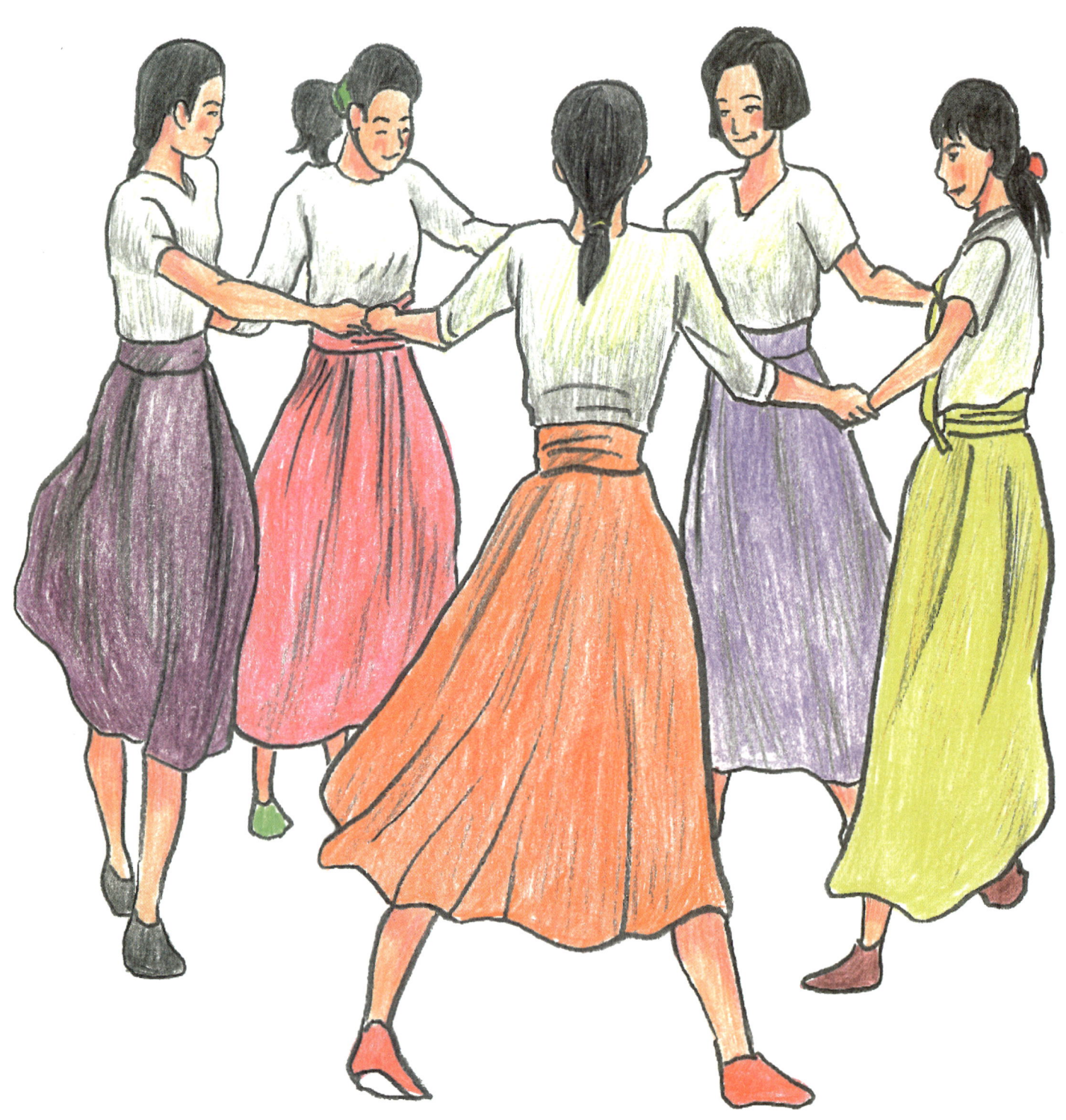

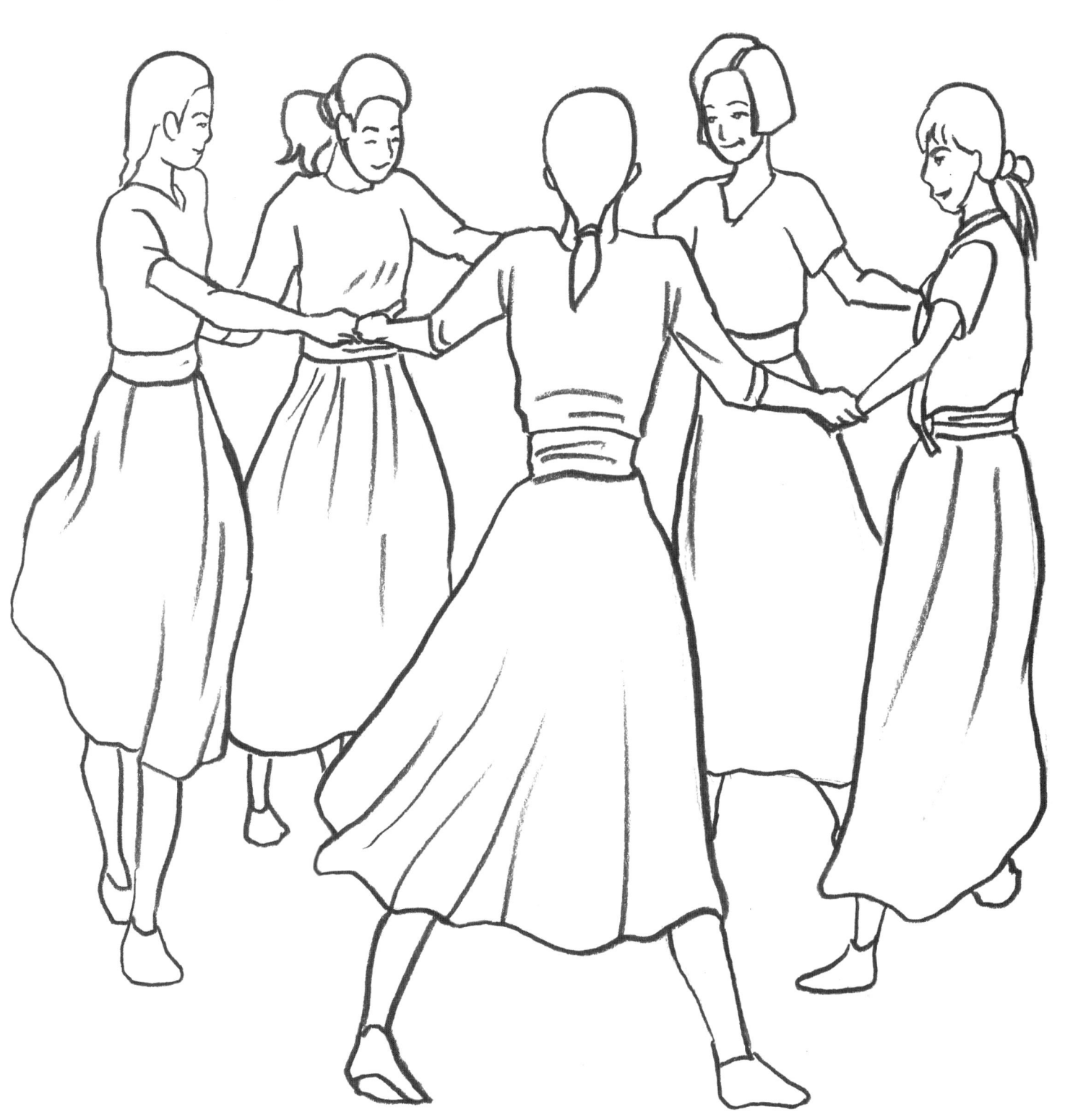

풍물놀이

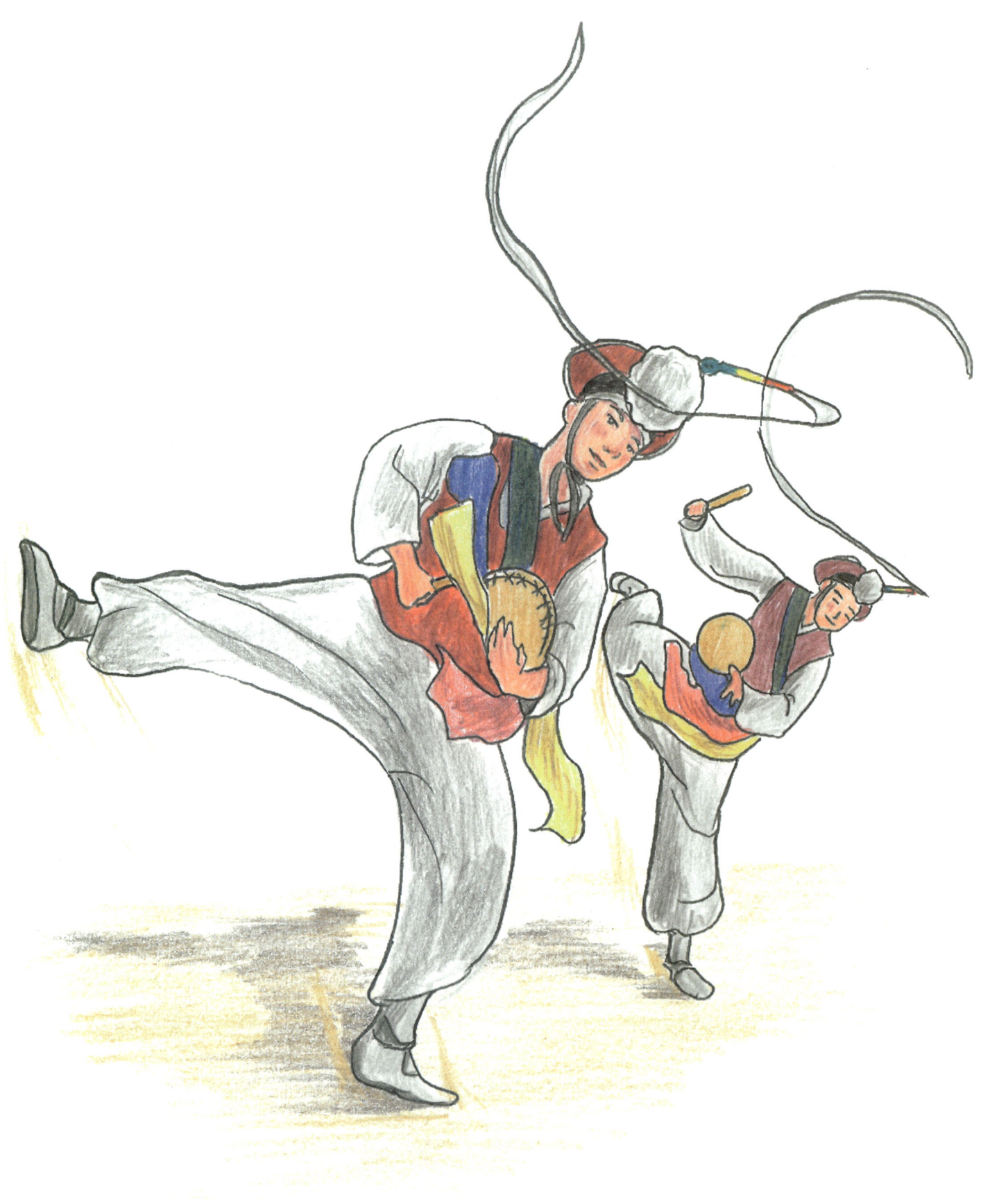

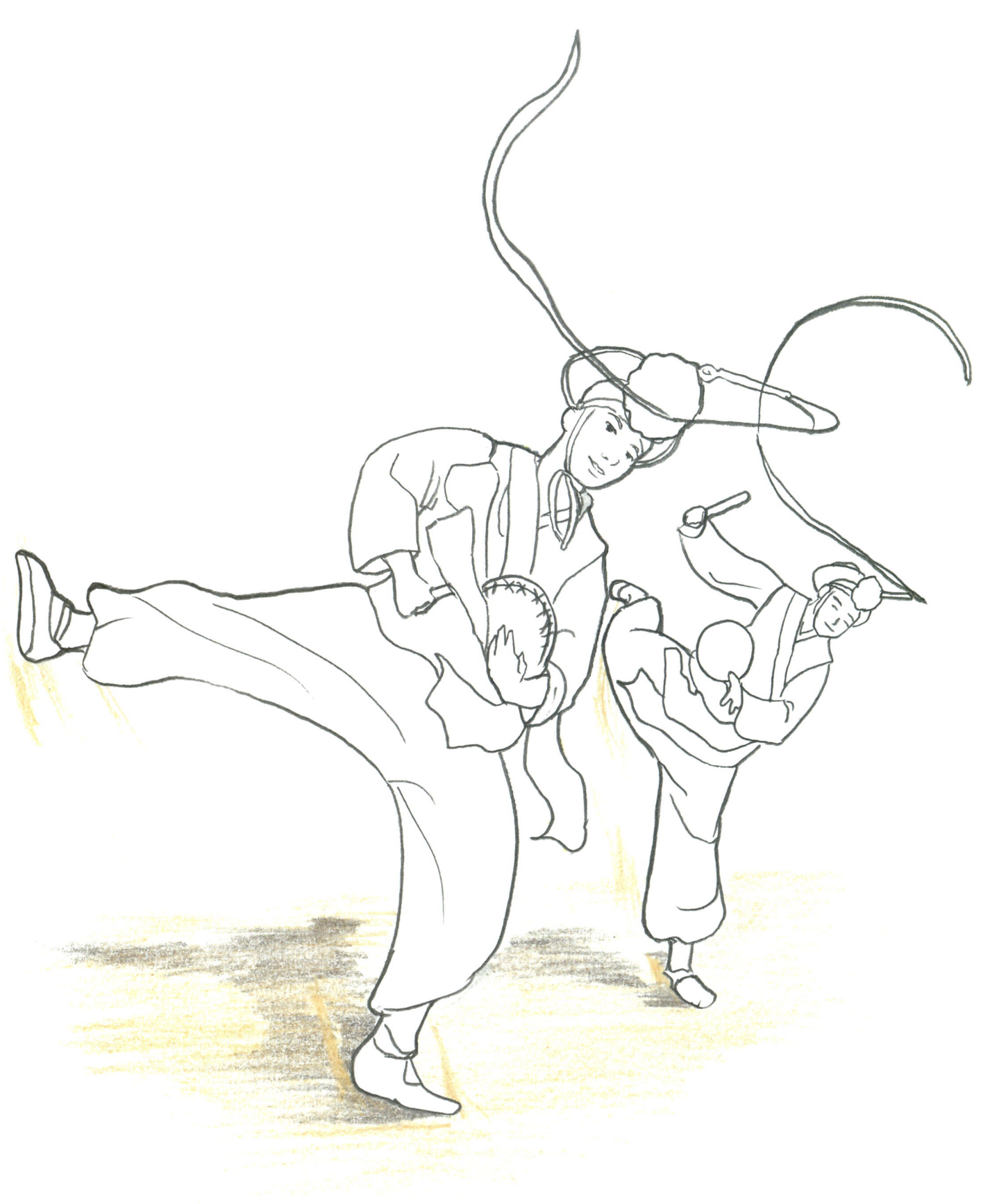

부채춤

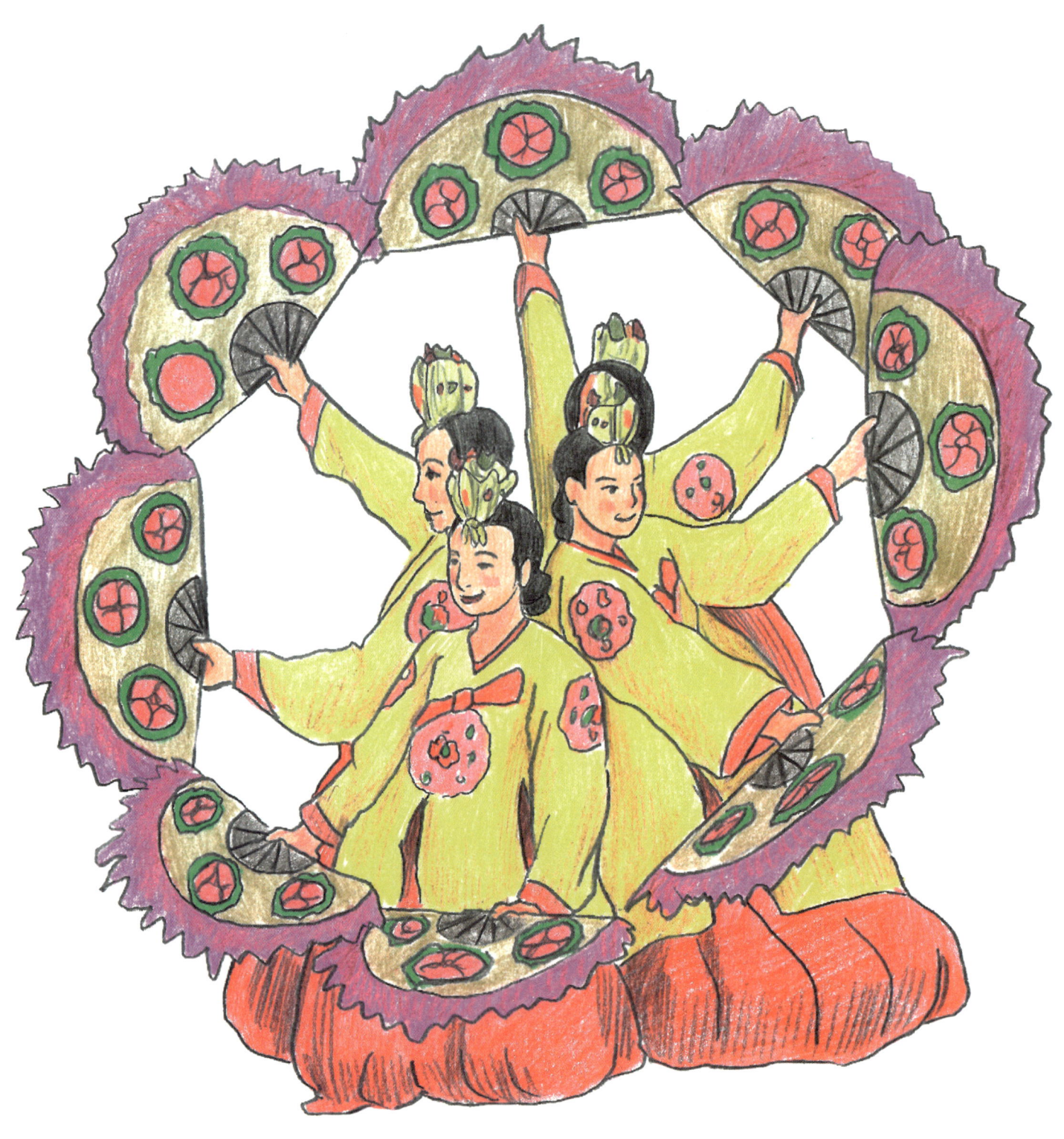

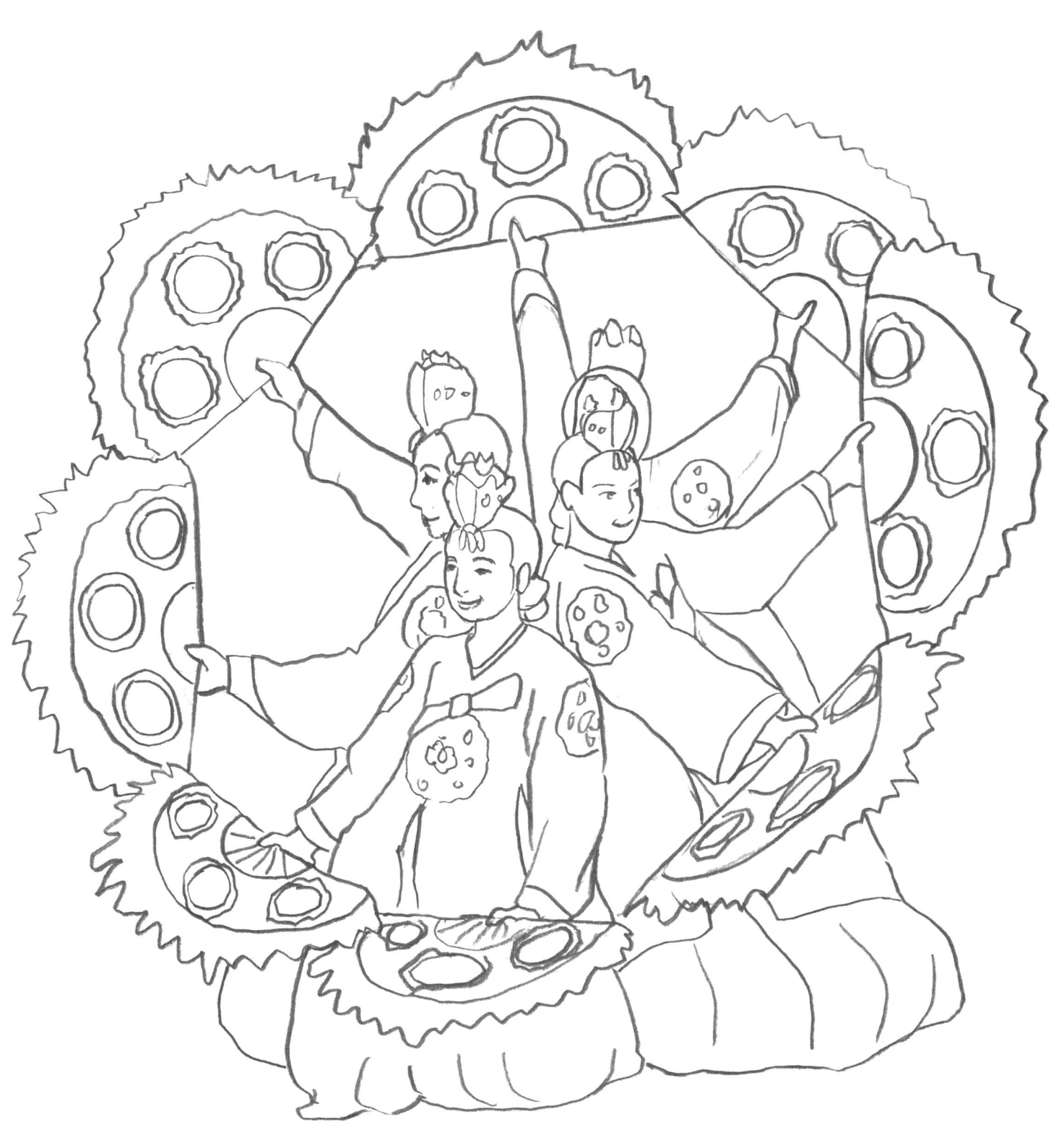

장구 치는 여인

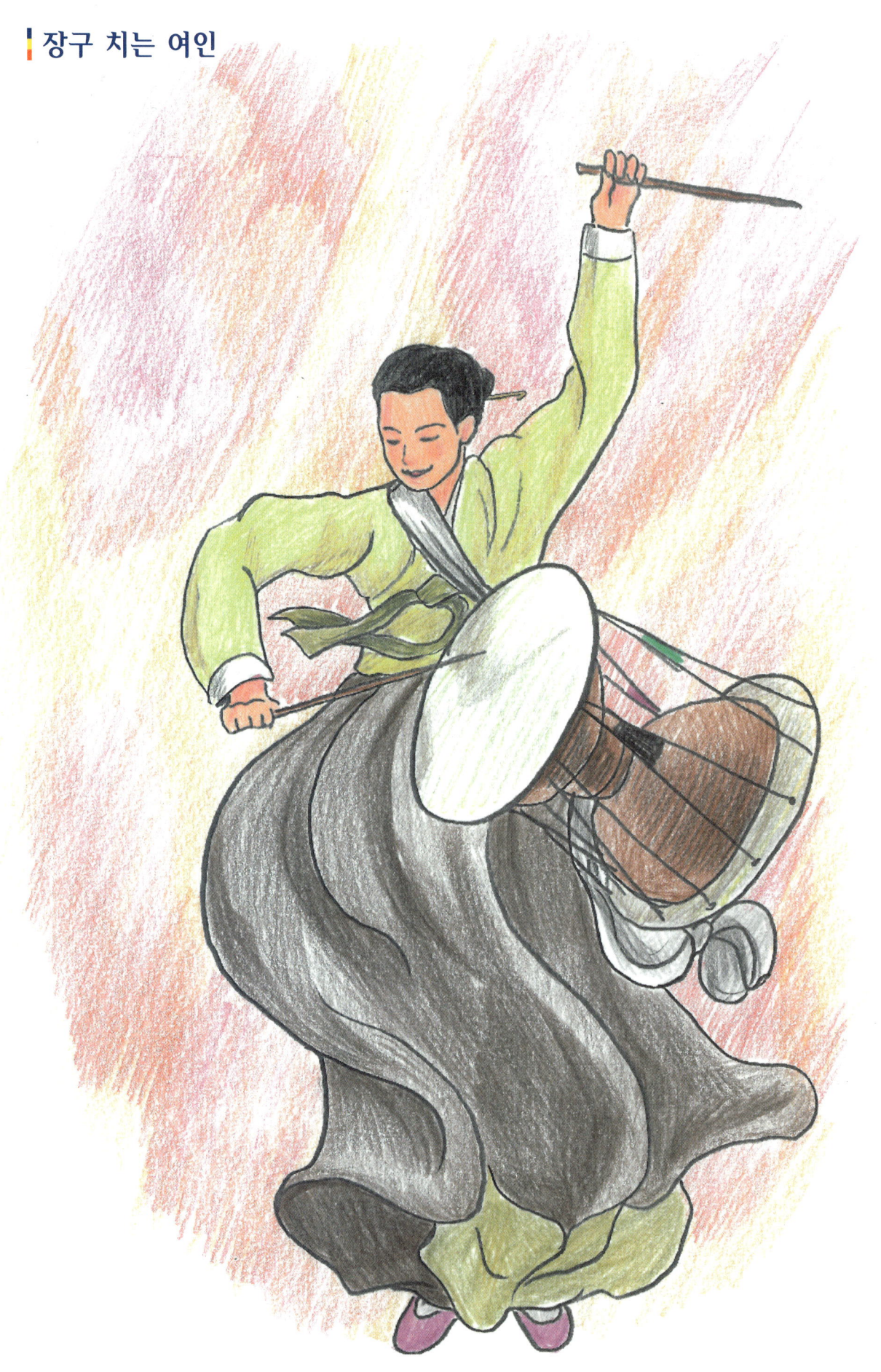

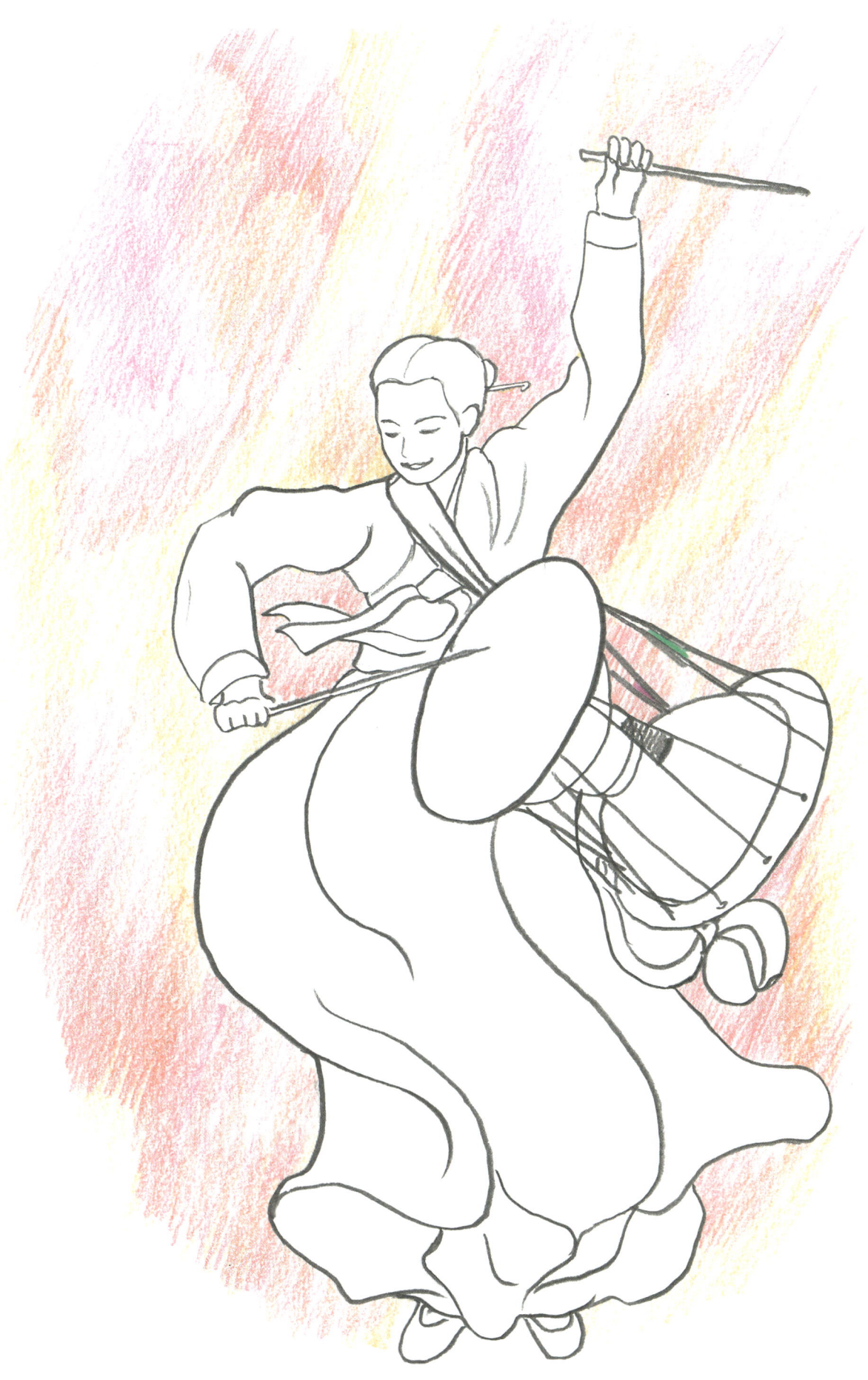

전통 혼례

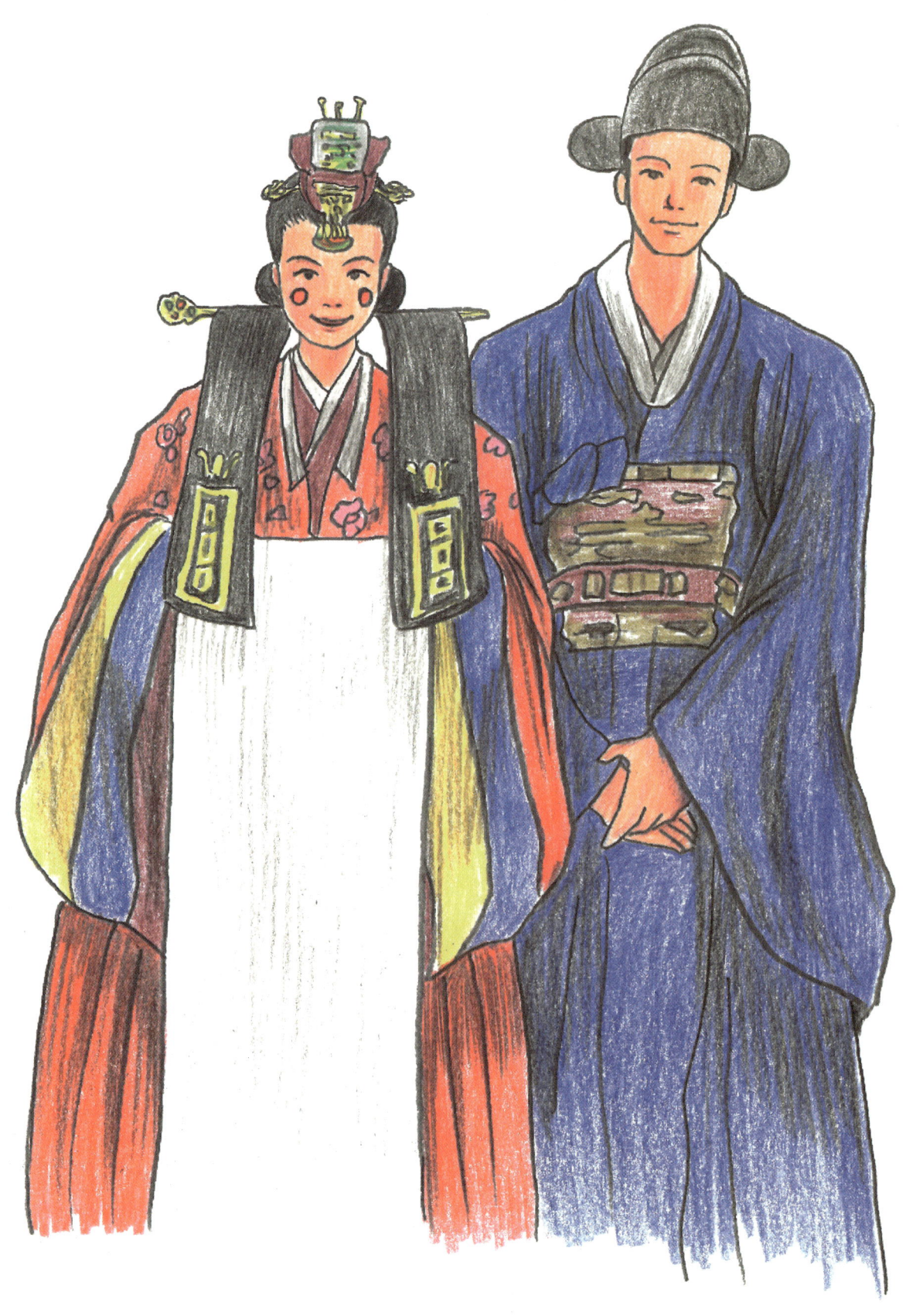

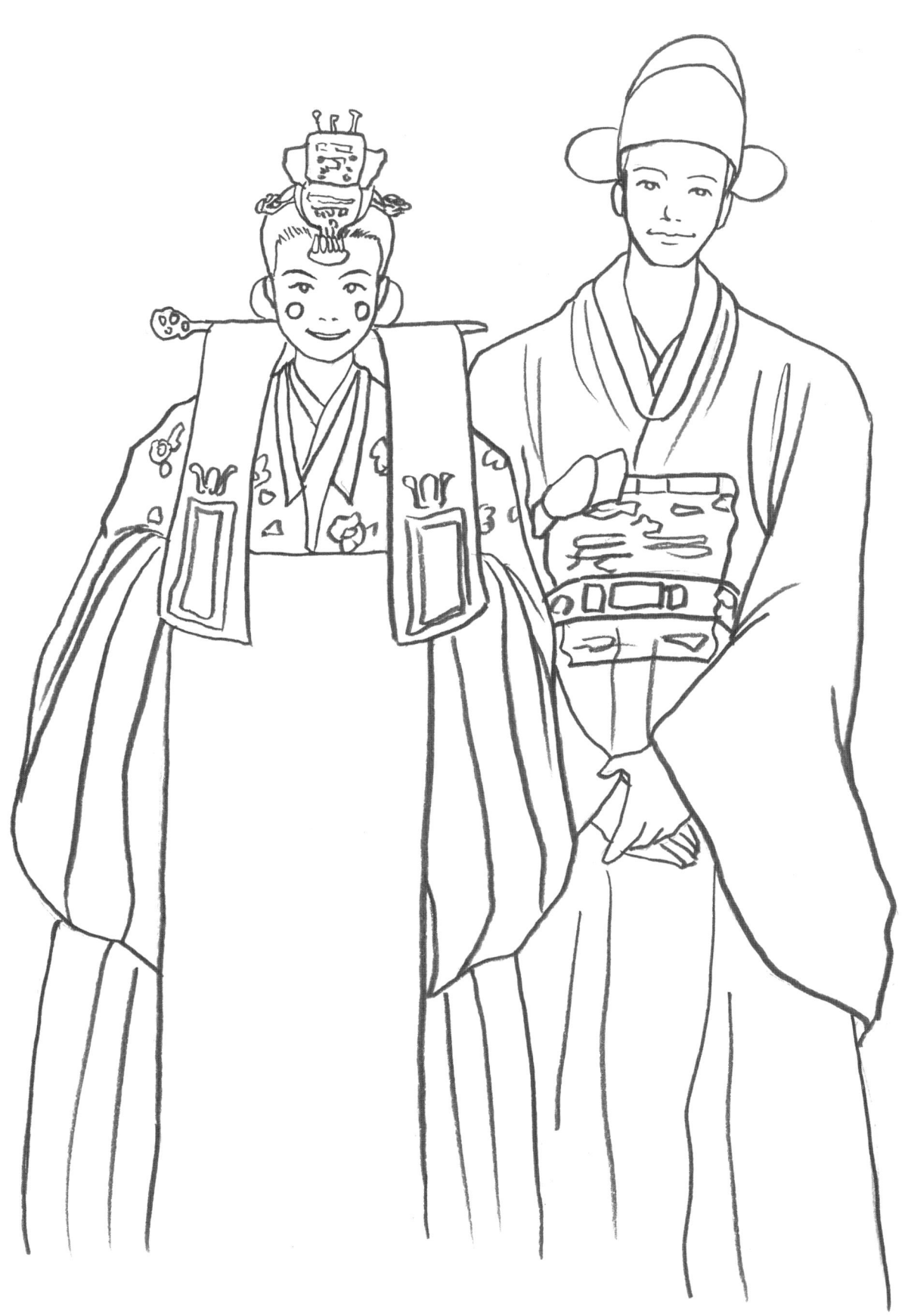

널뛰기

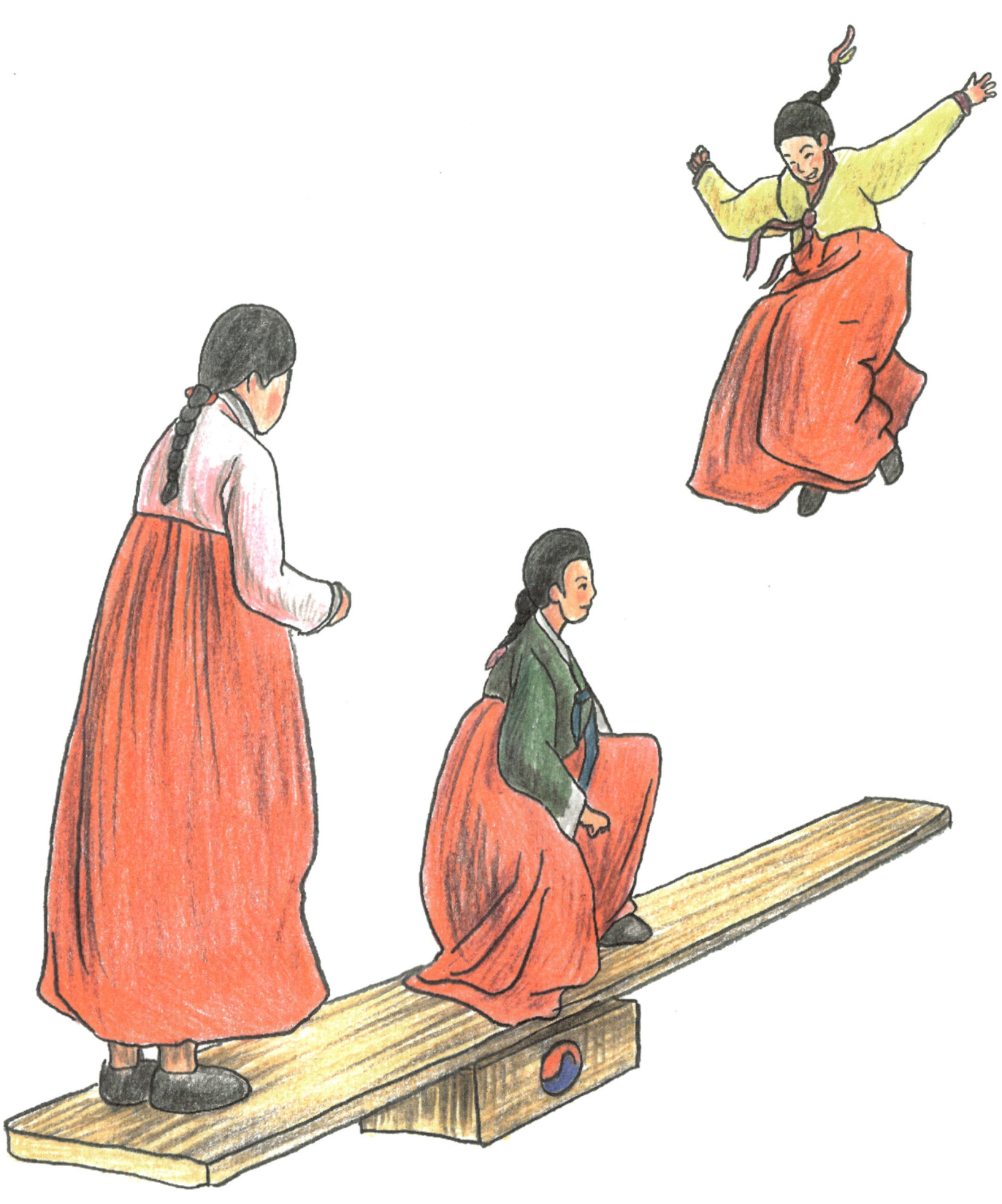

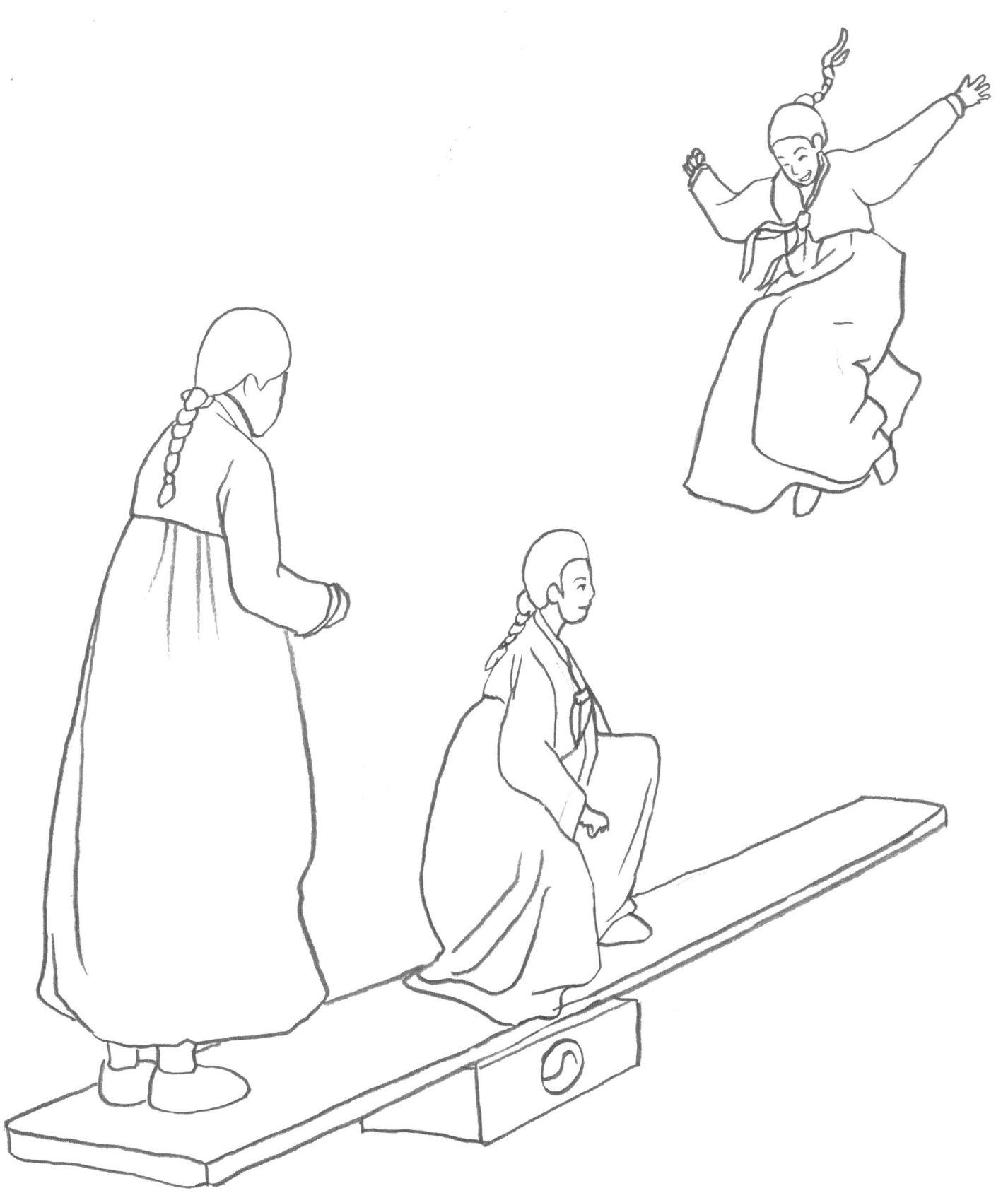

판소리

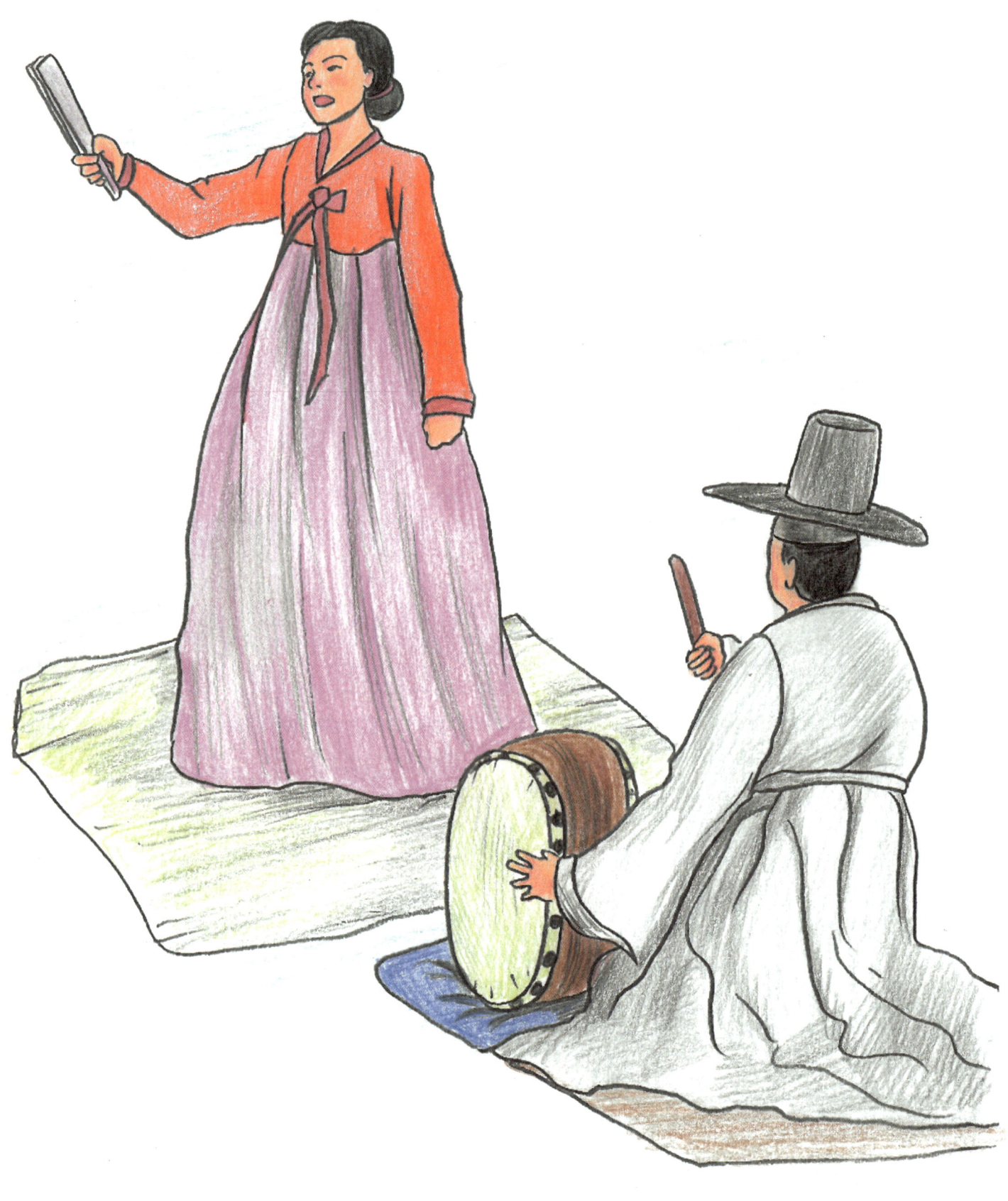

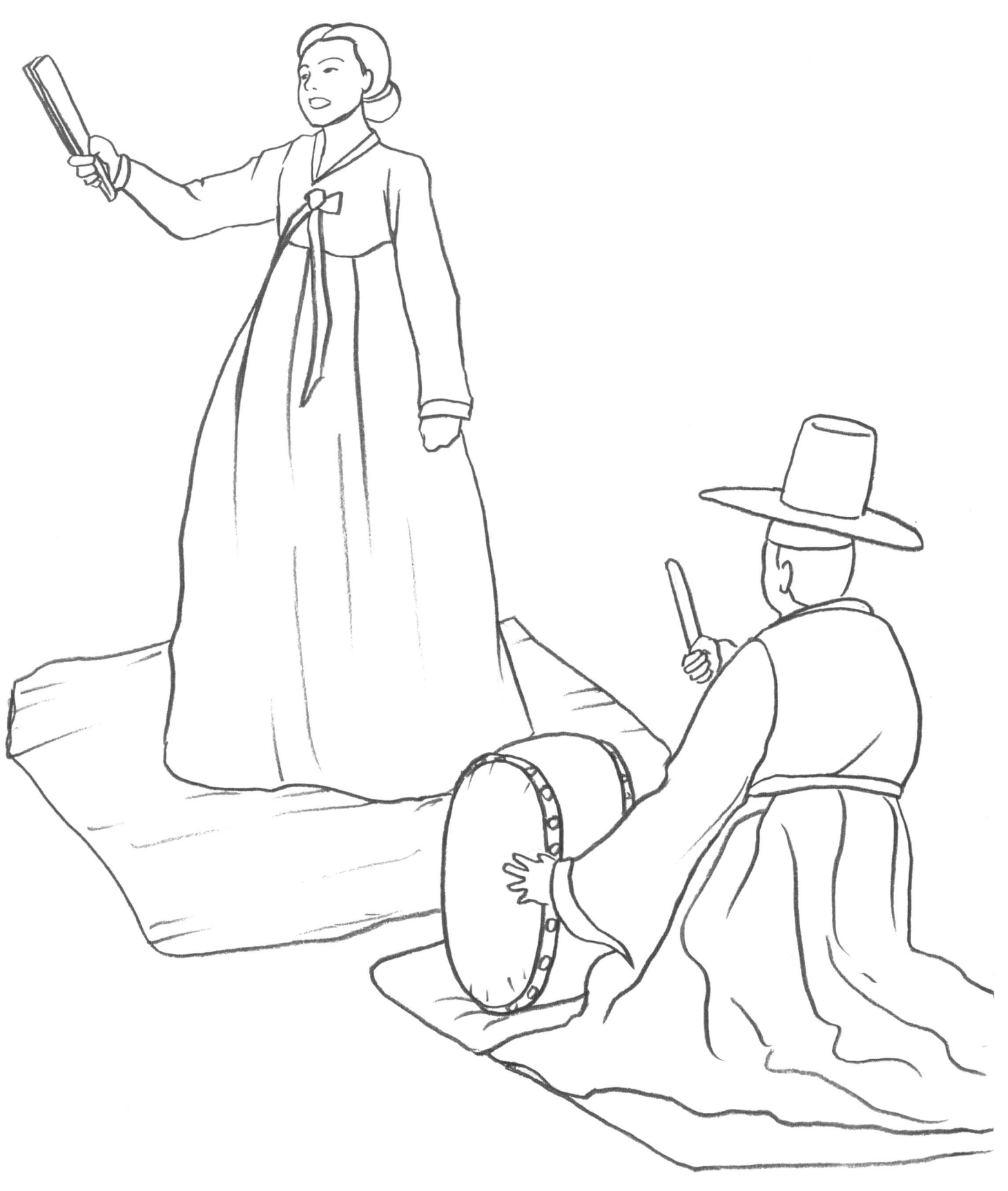

비빔밥

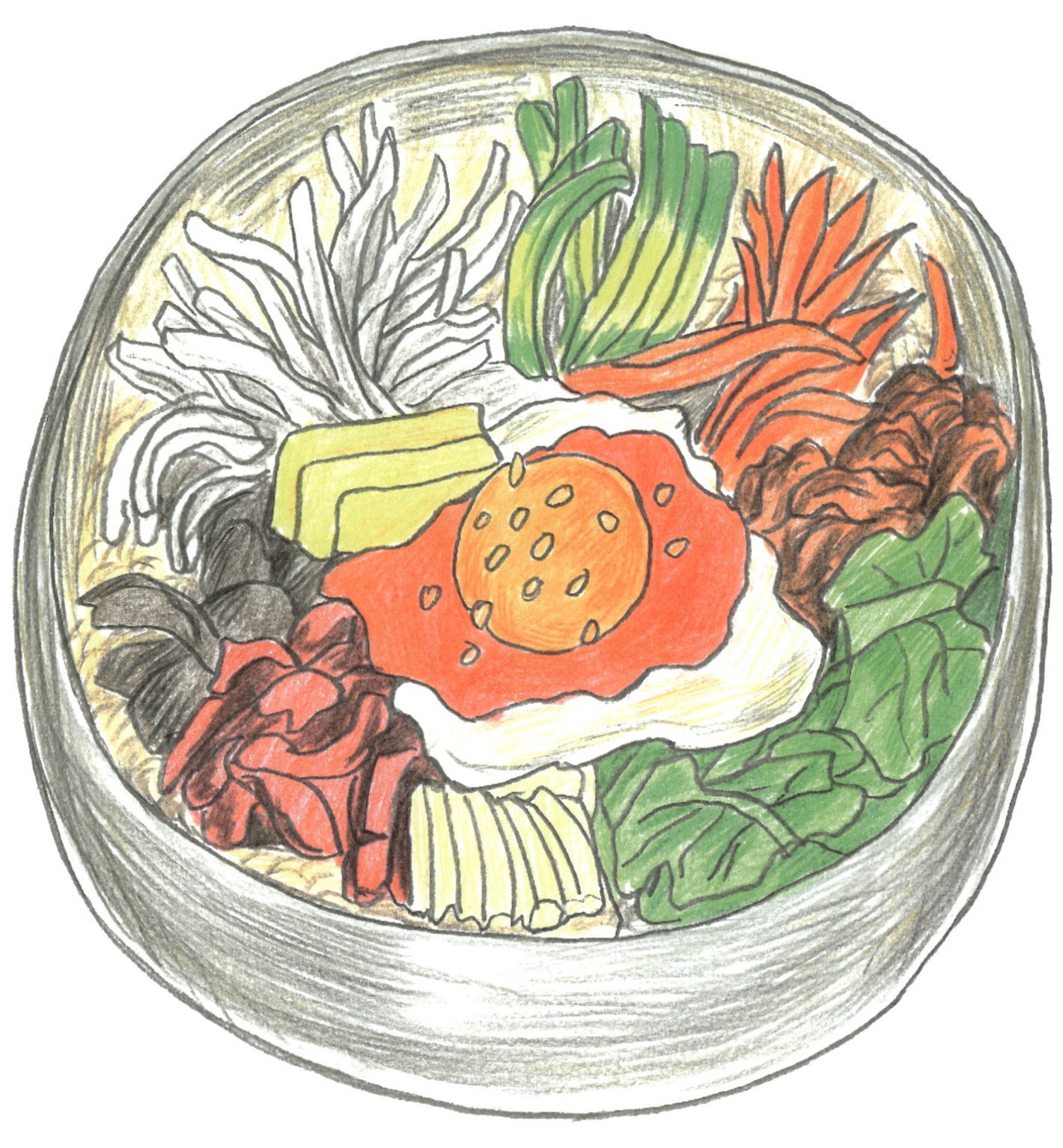

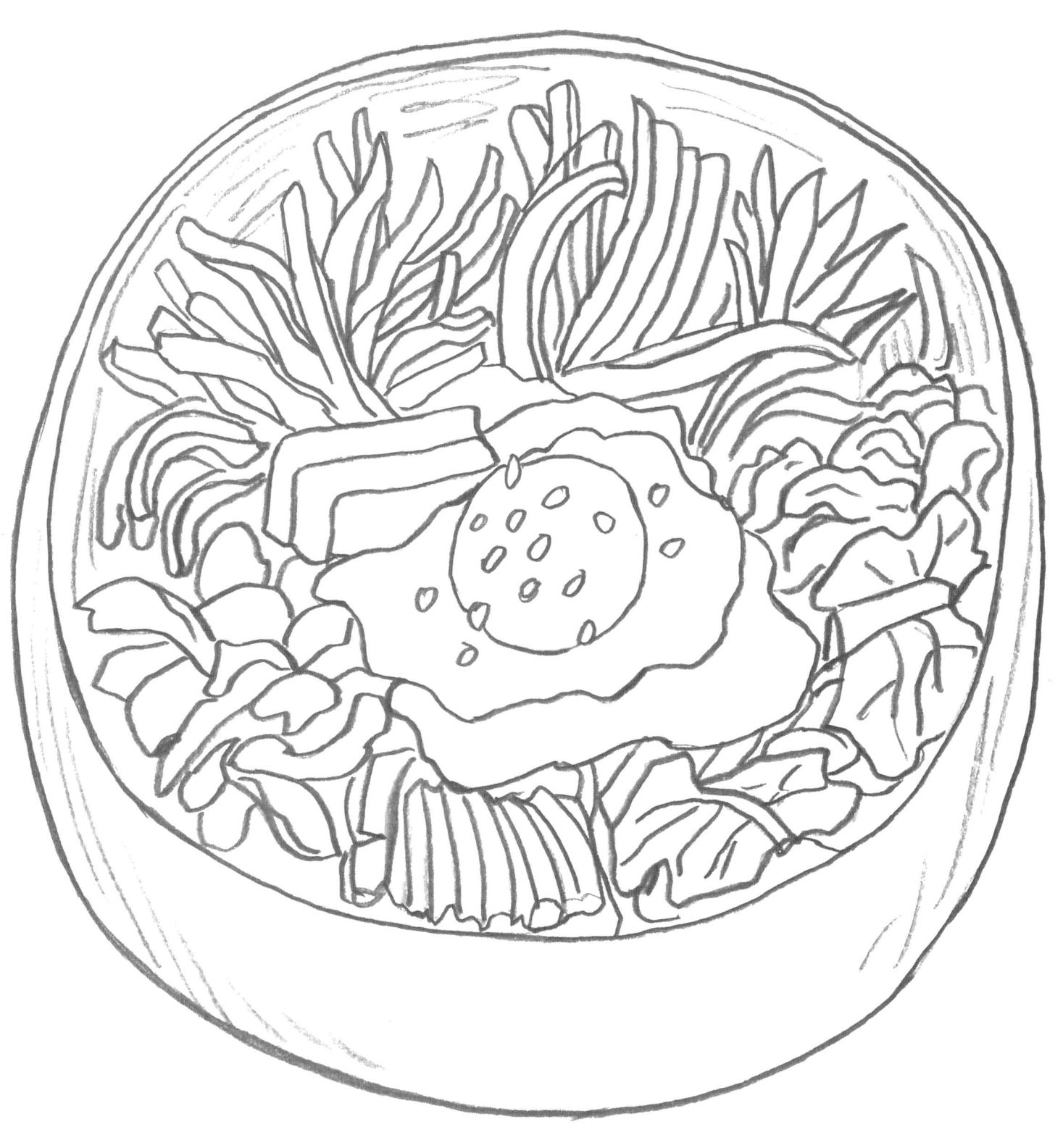

구절판

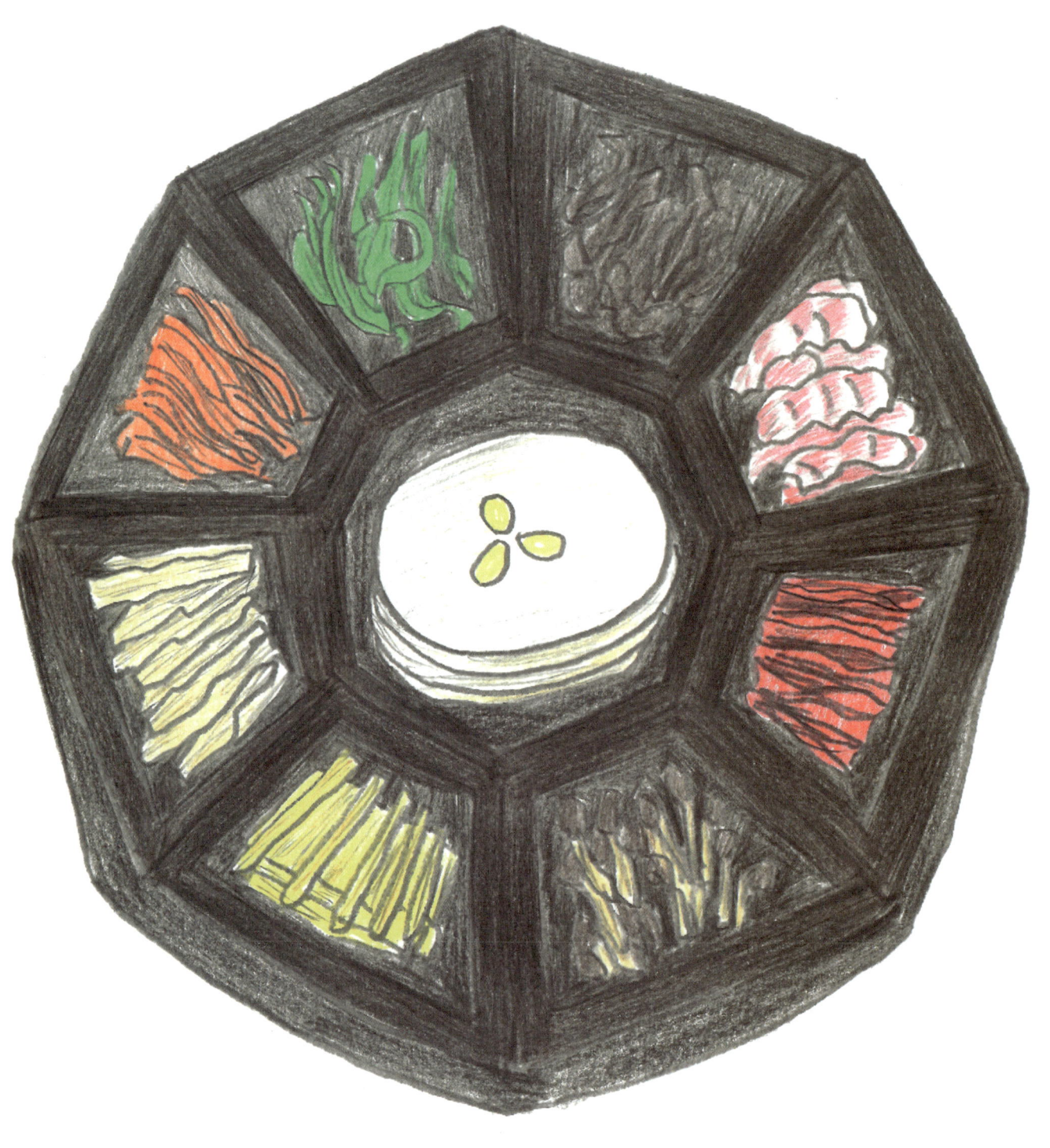

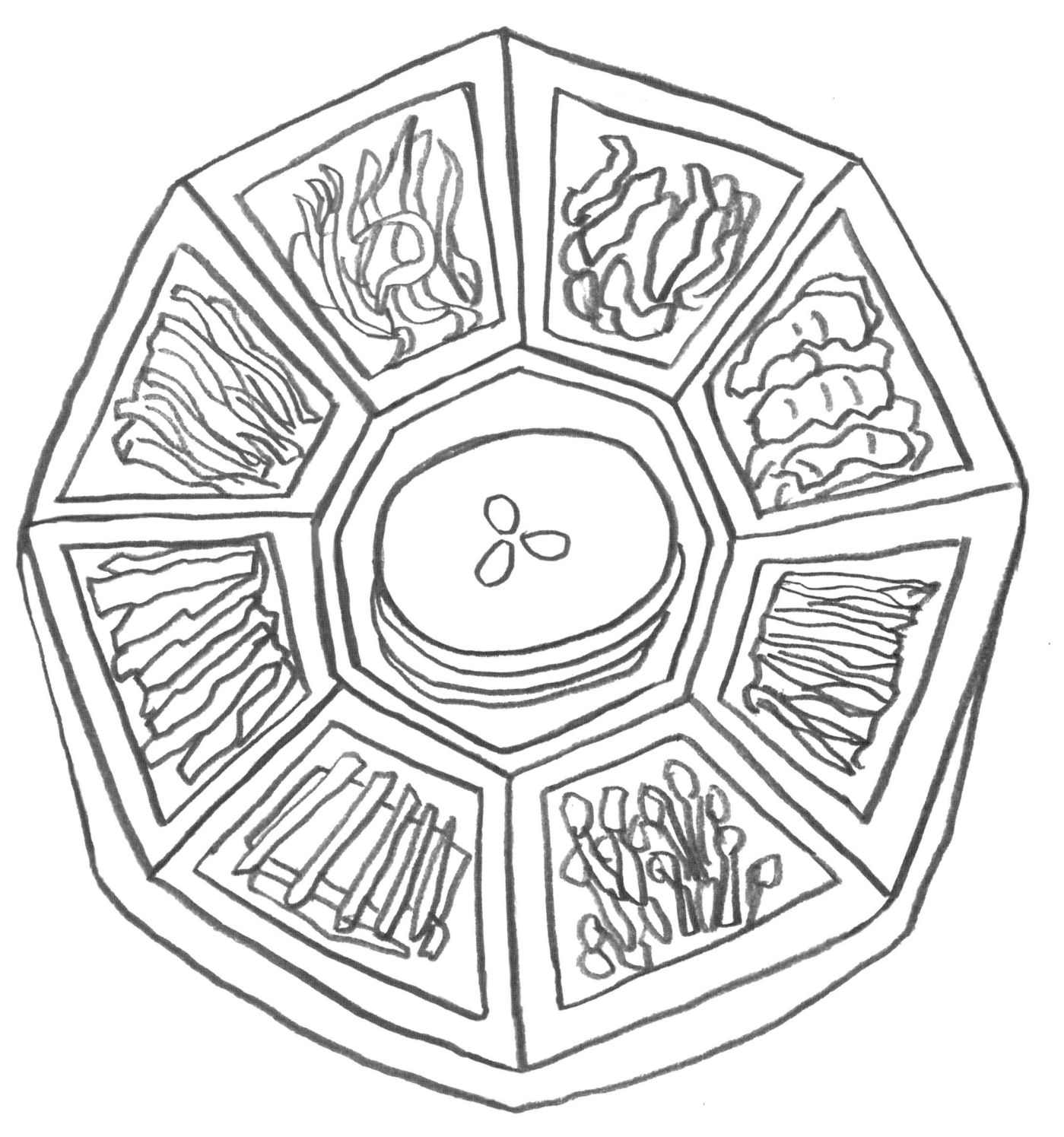

다과상

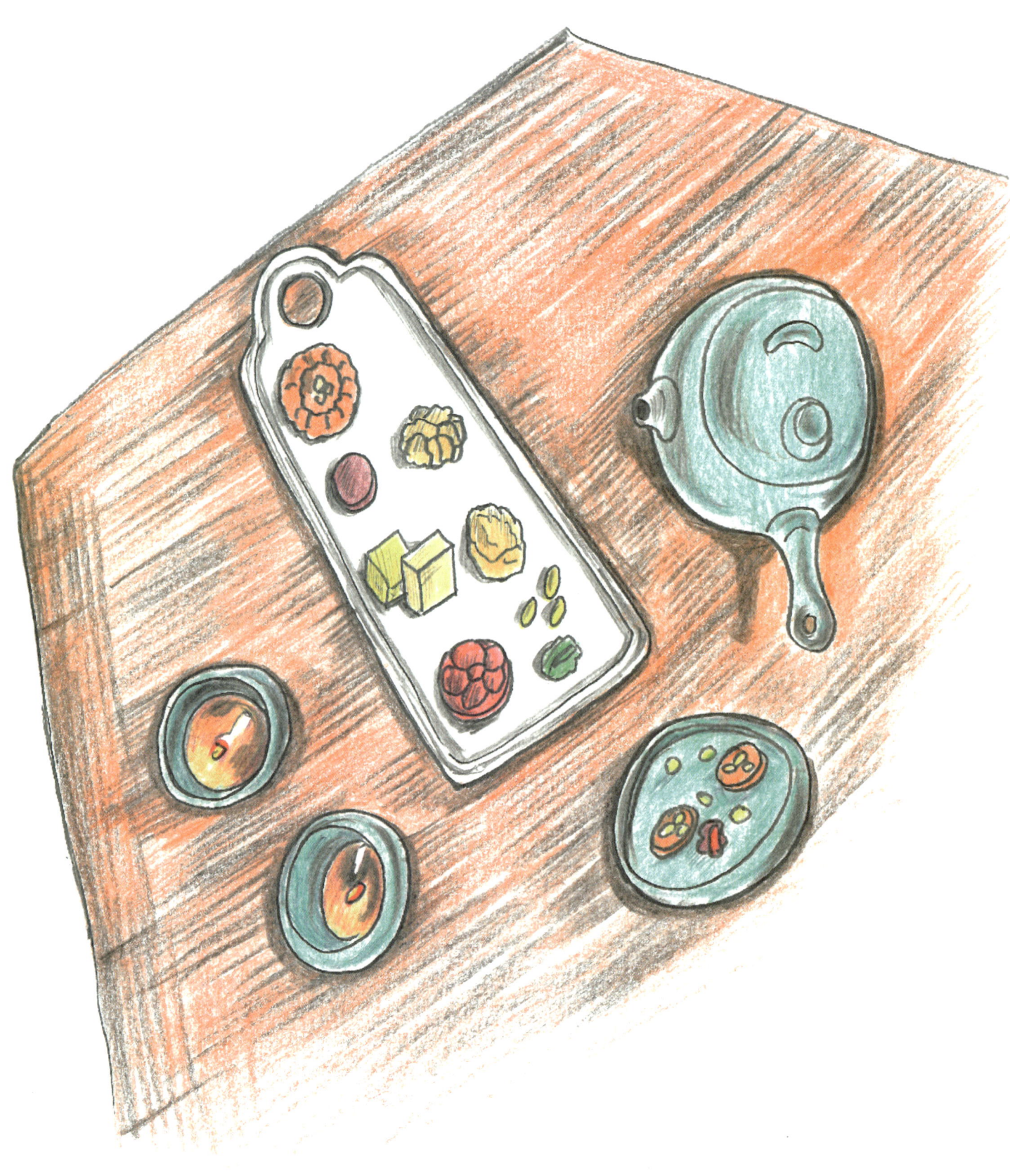

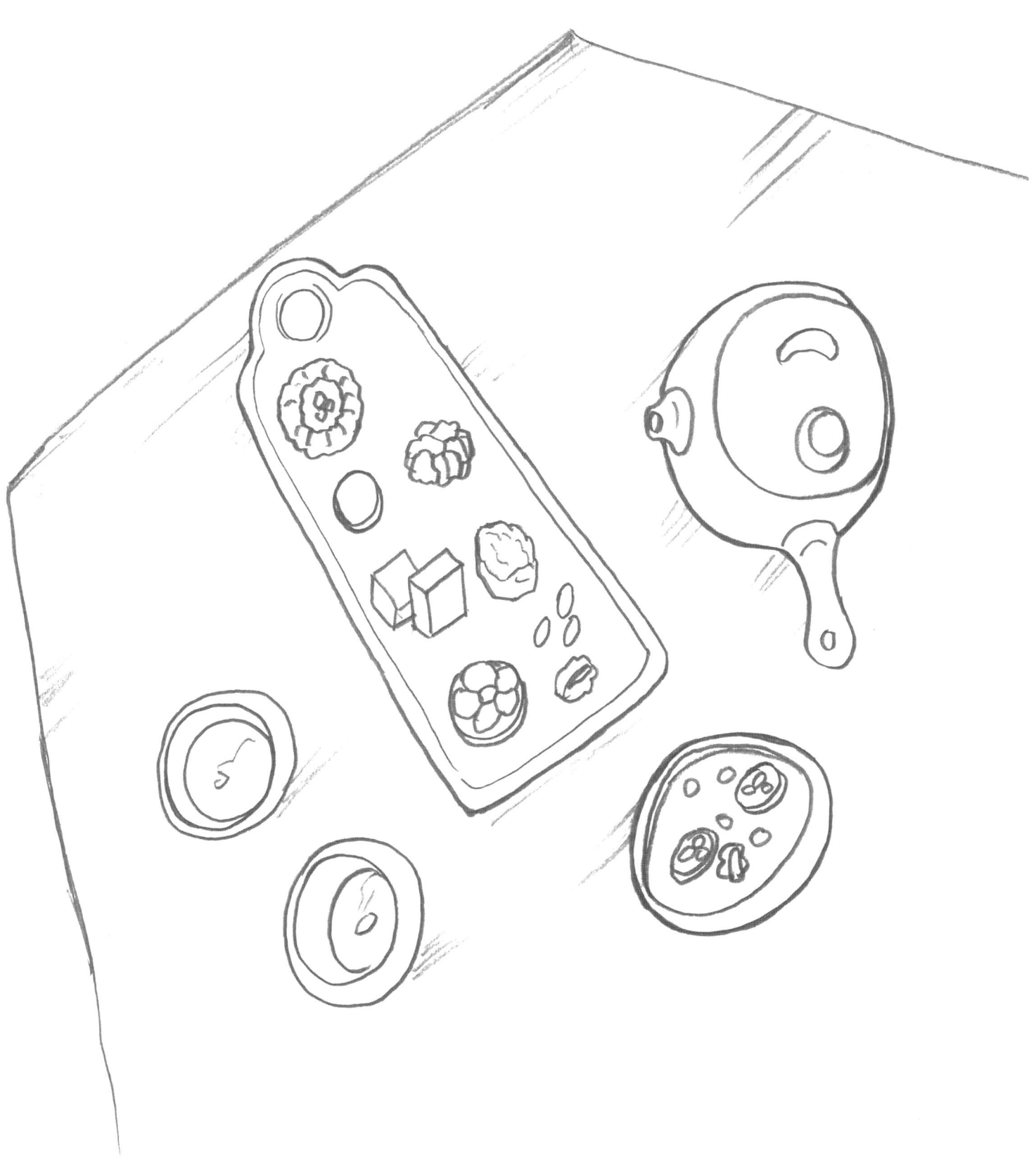

김치

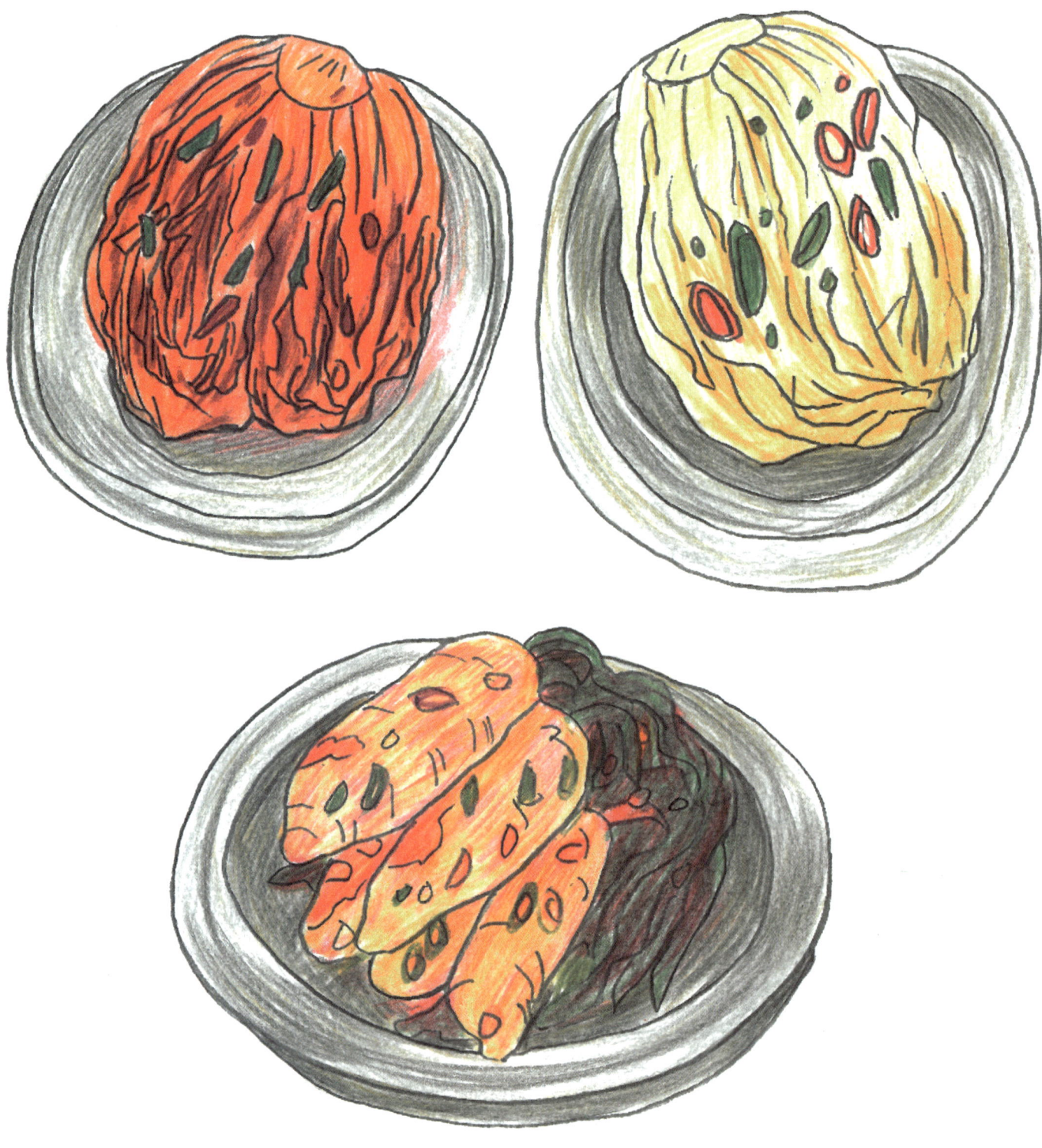

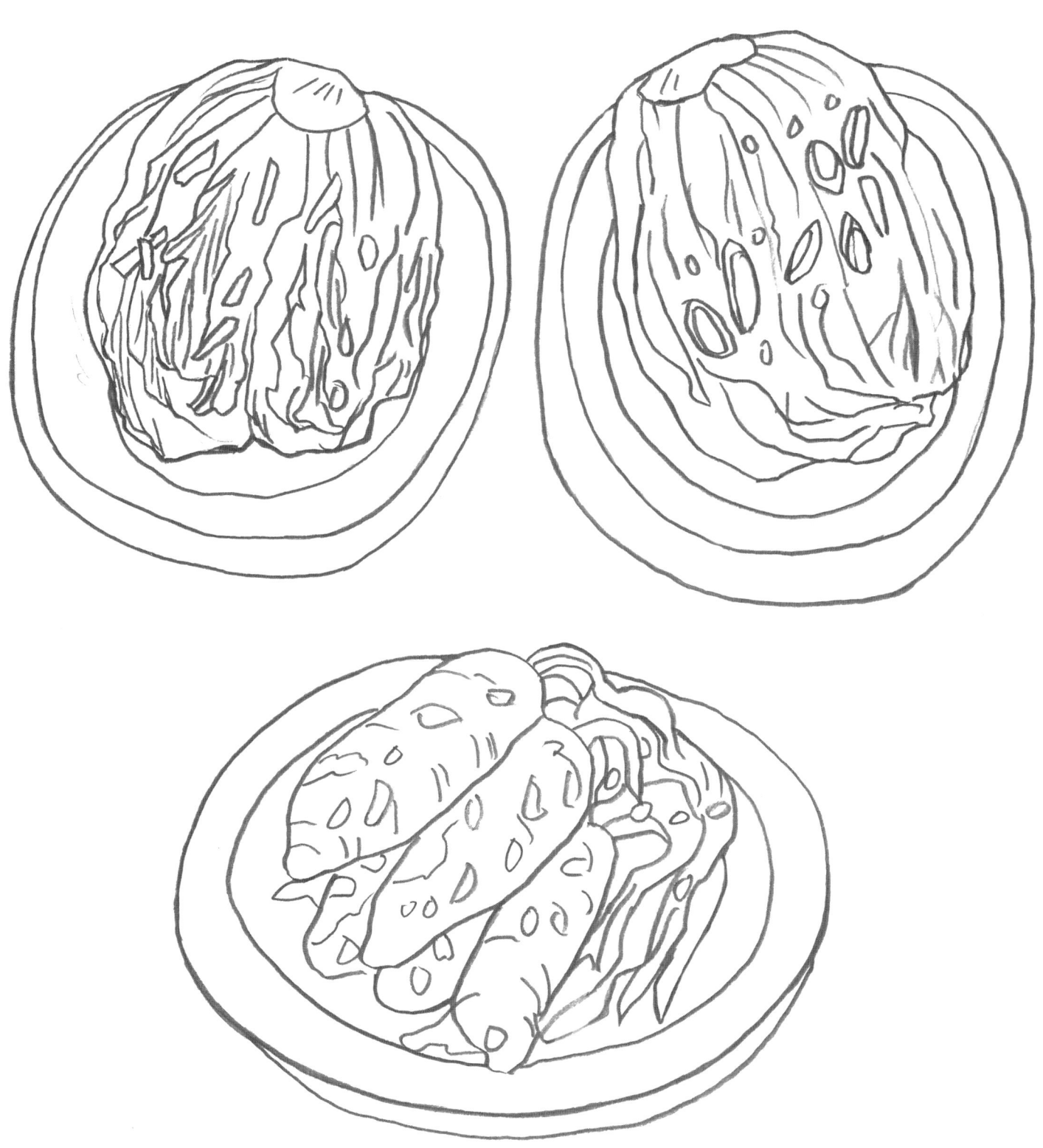

모듬전

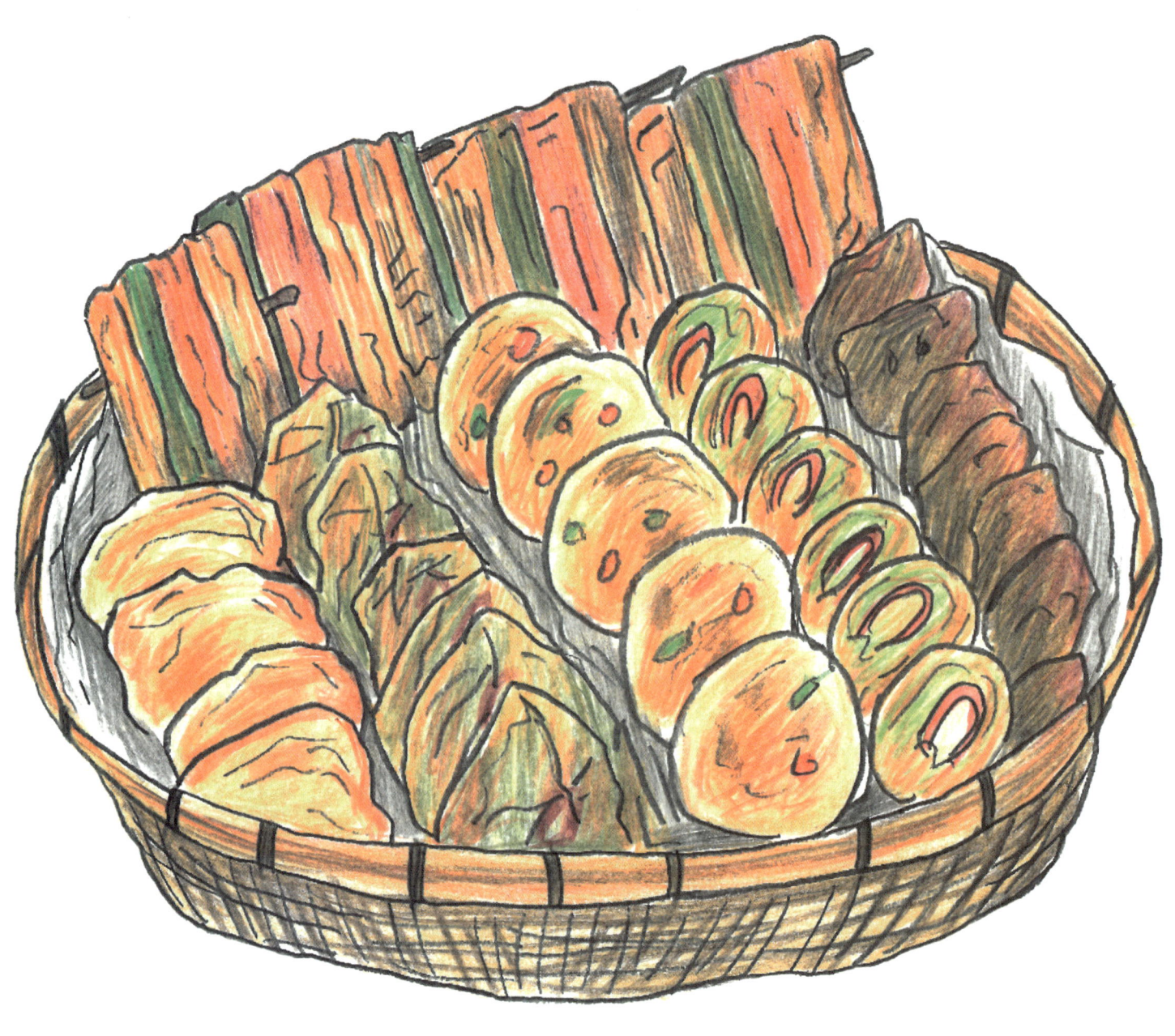

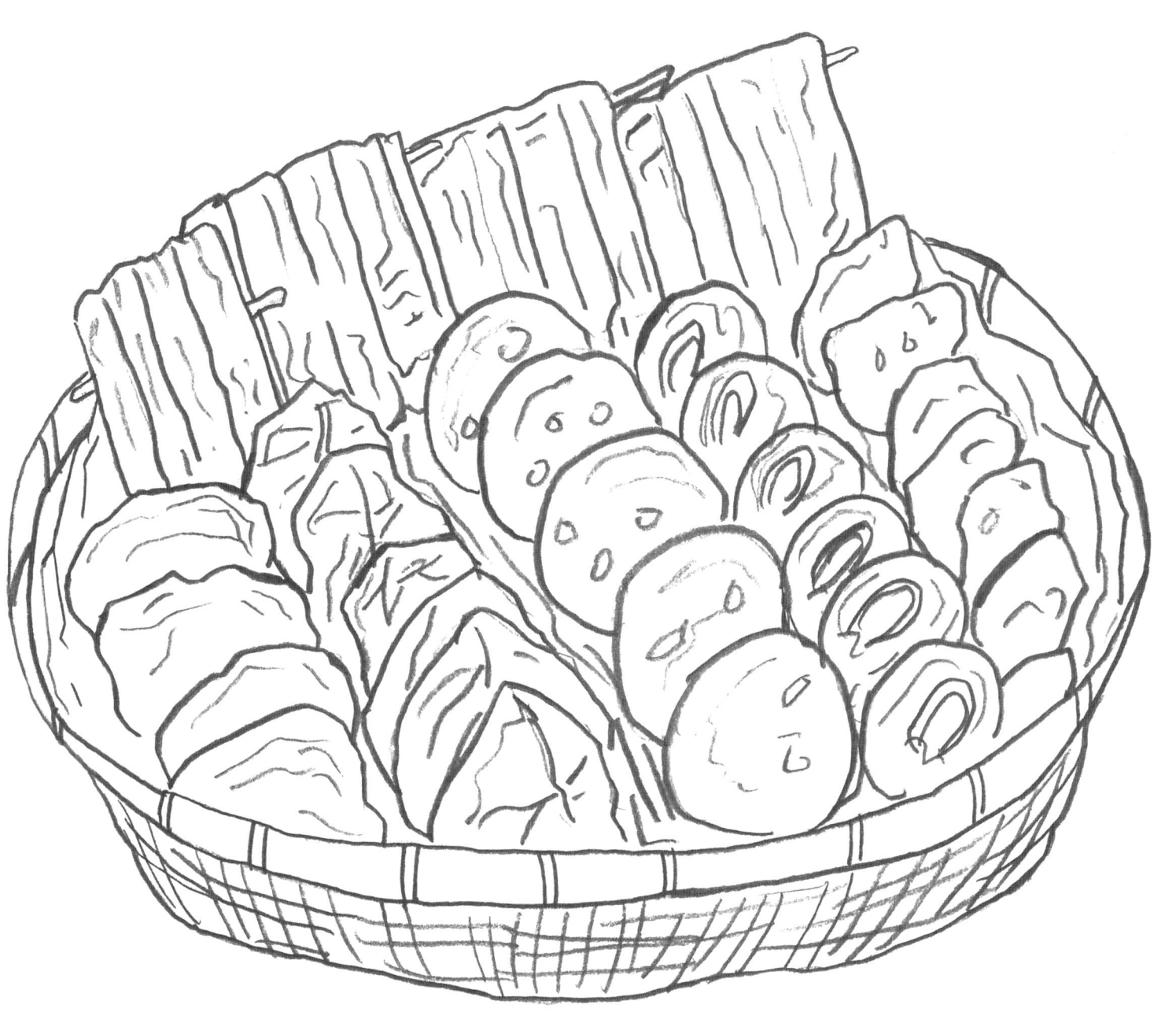

화전

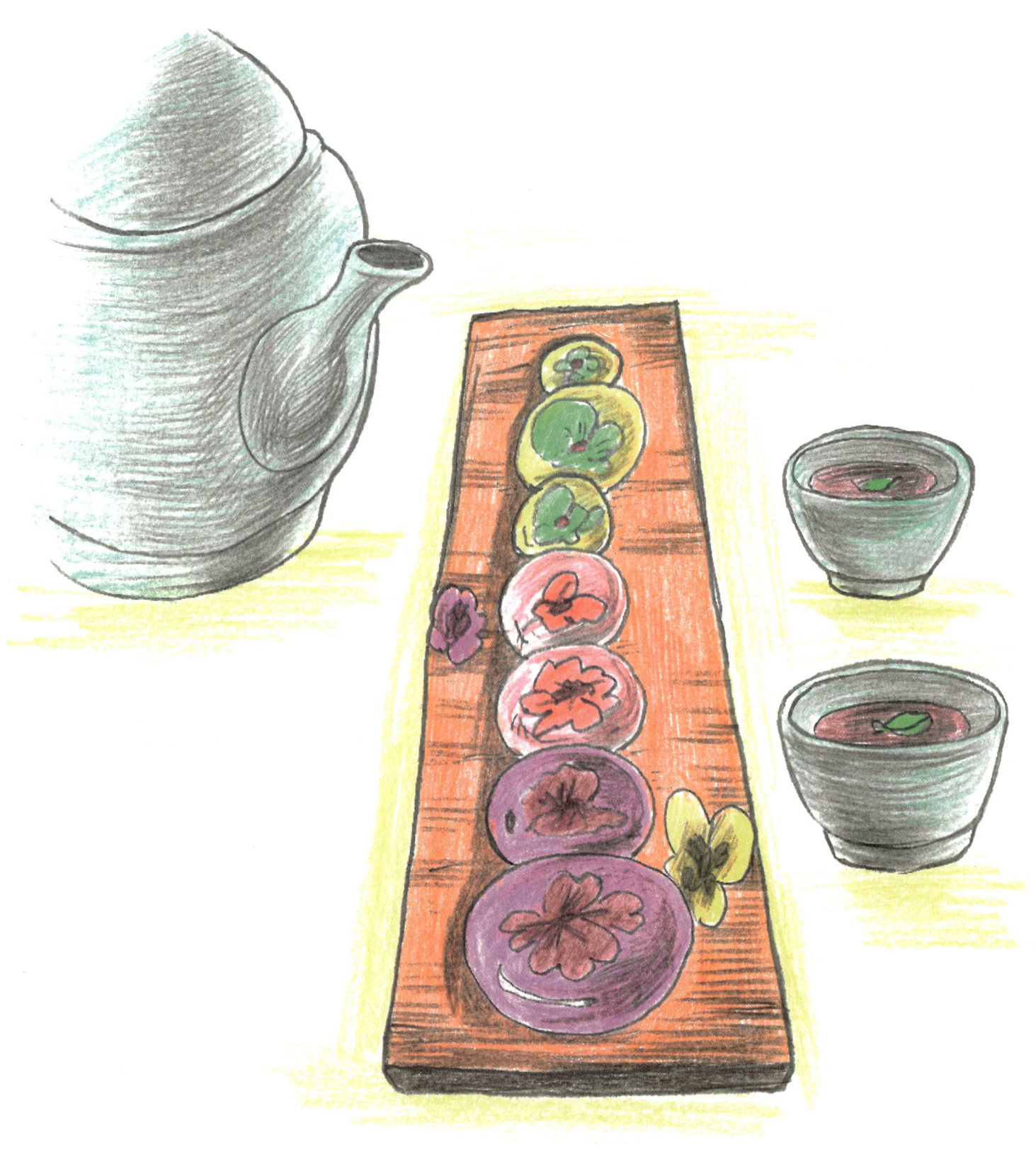

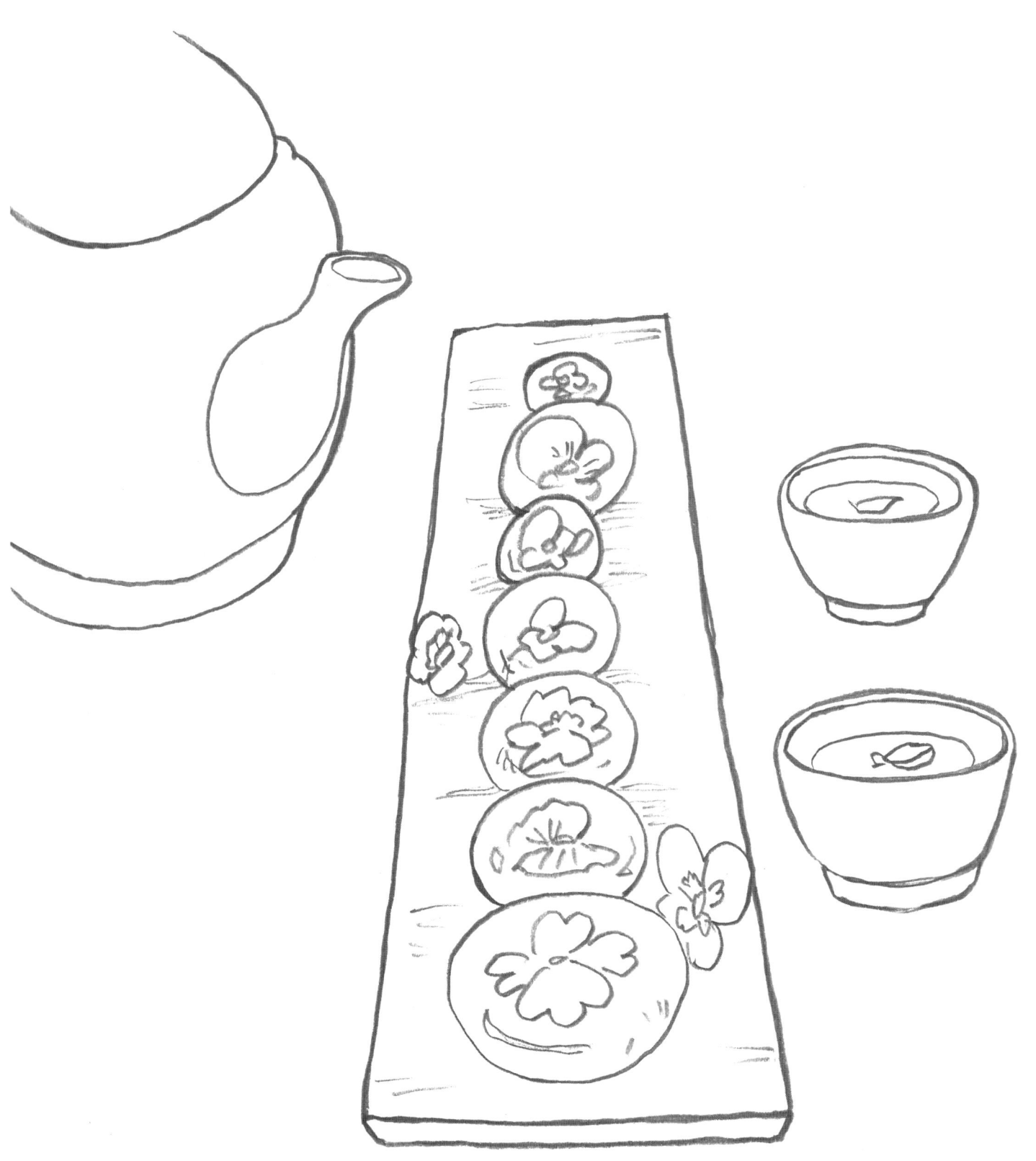

전통 한복

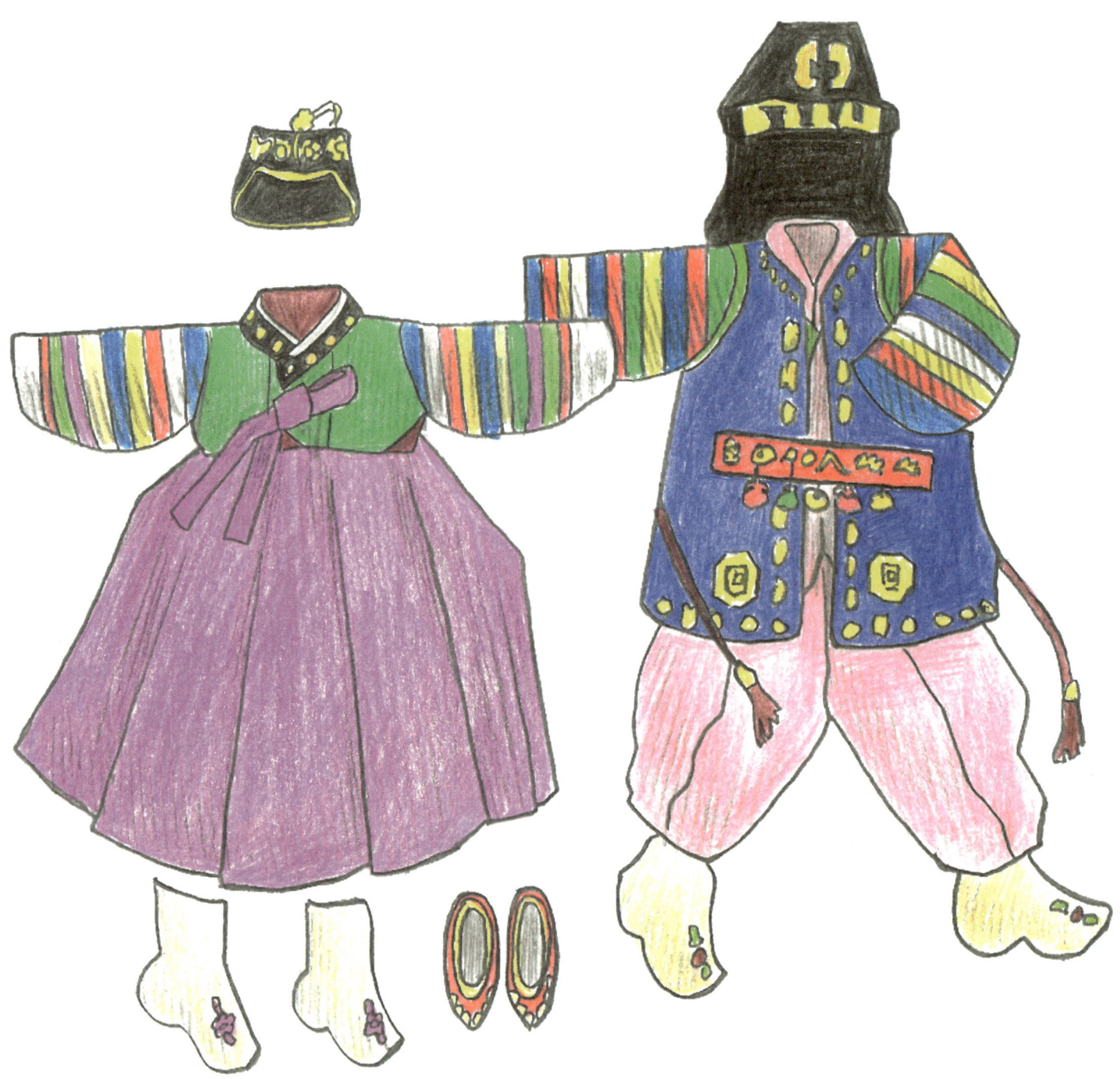

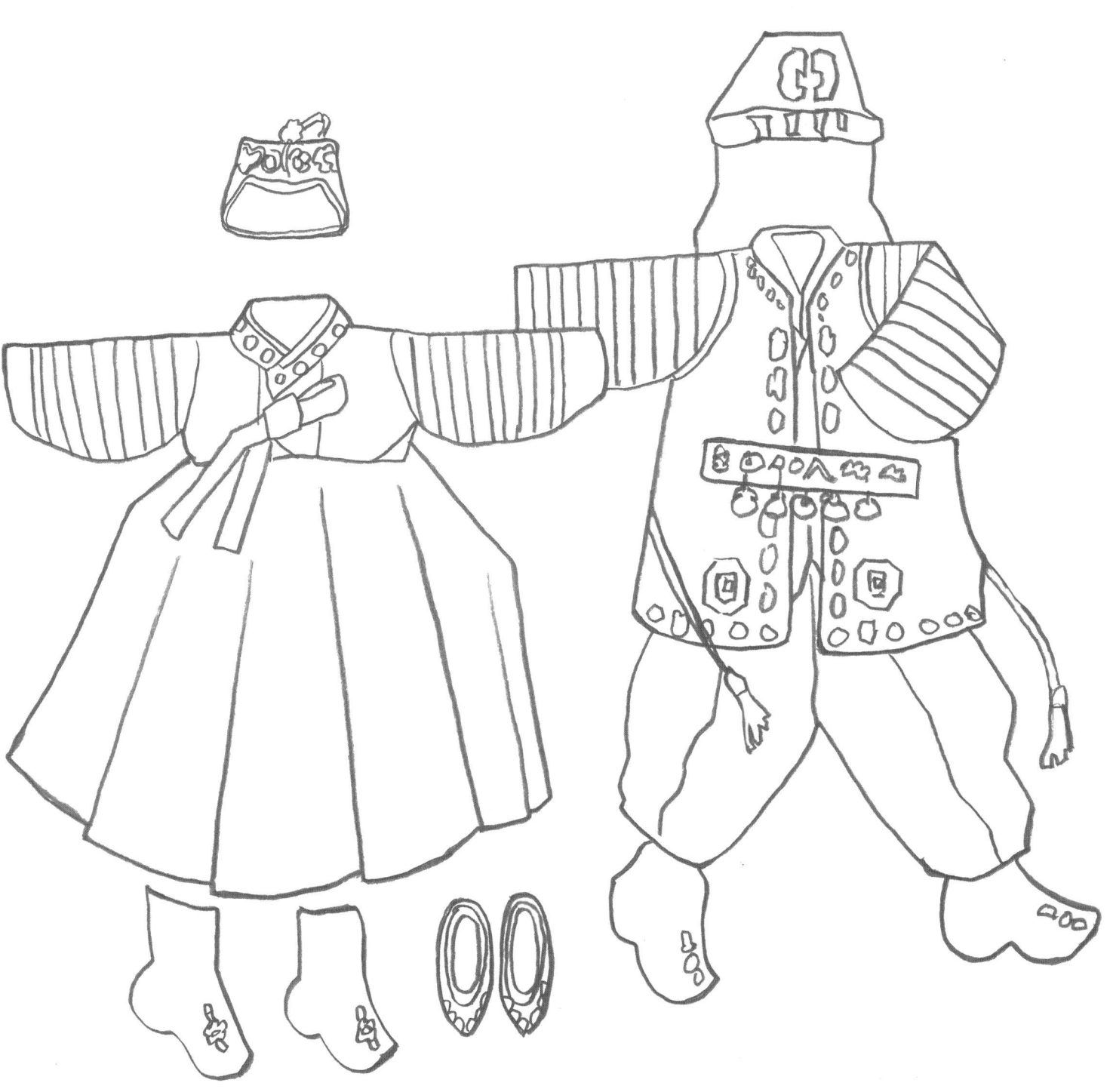

전통 탈

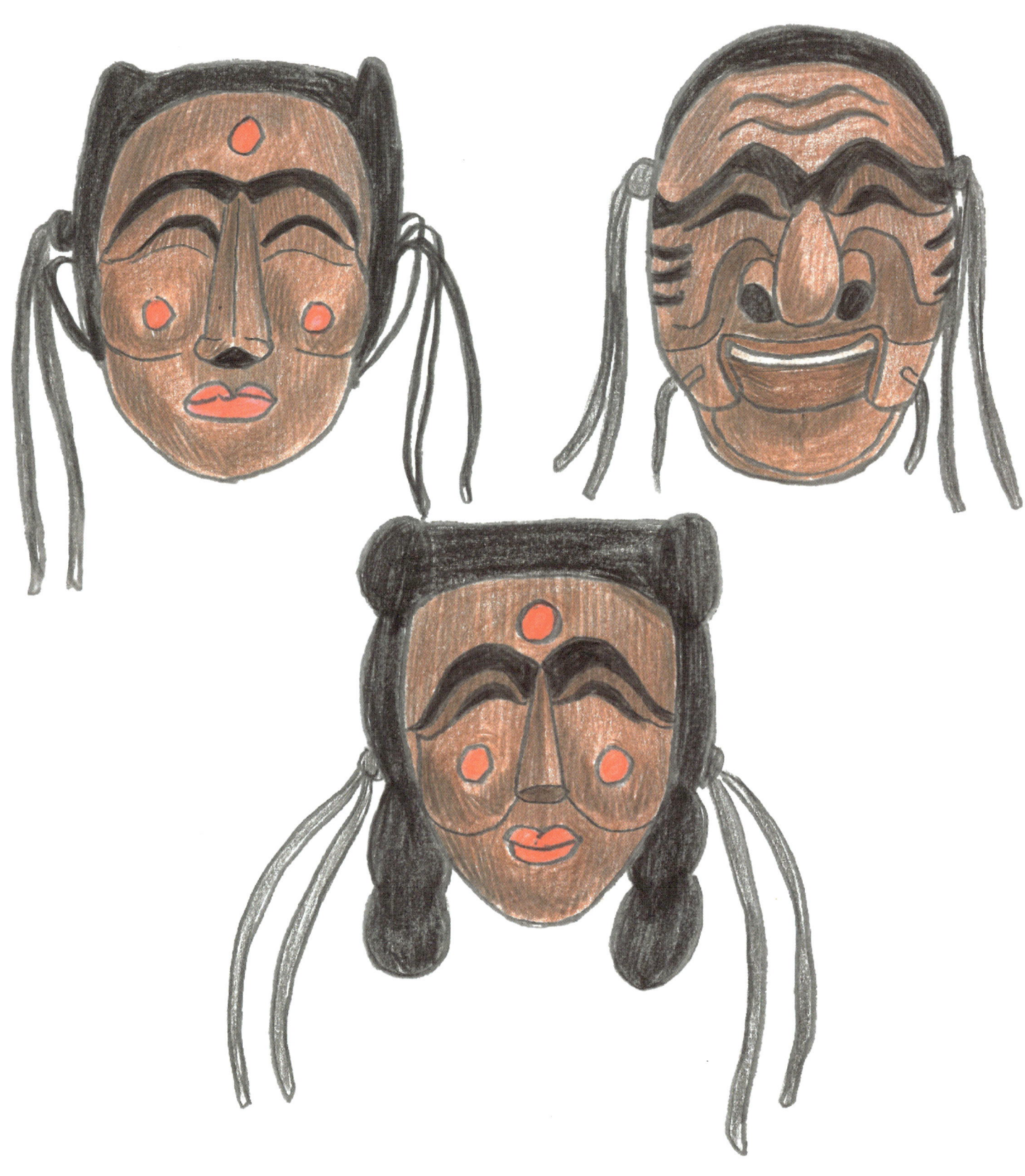

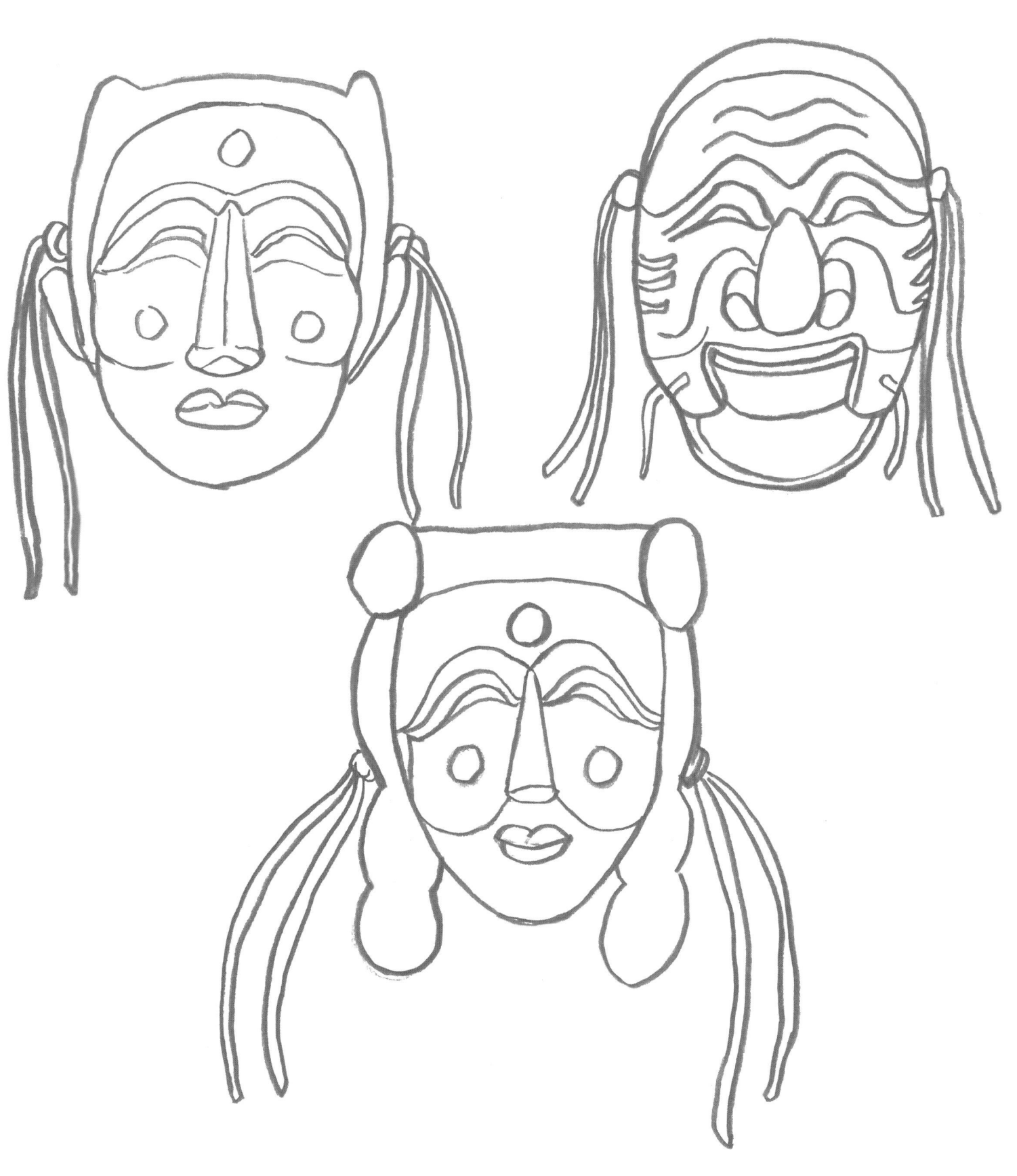

노리개

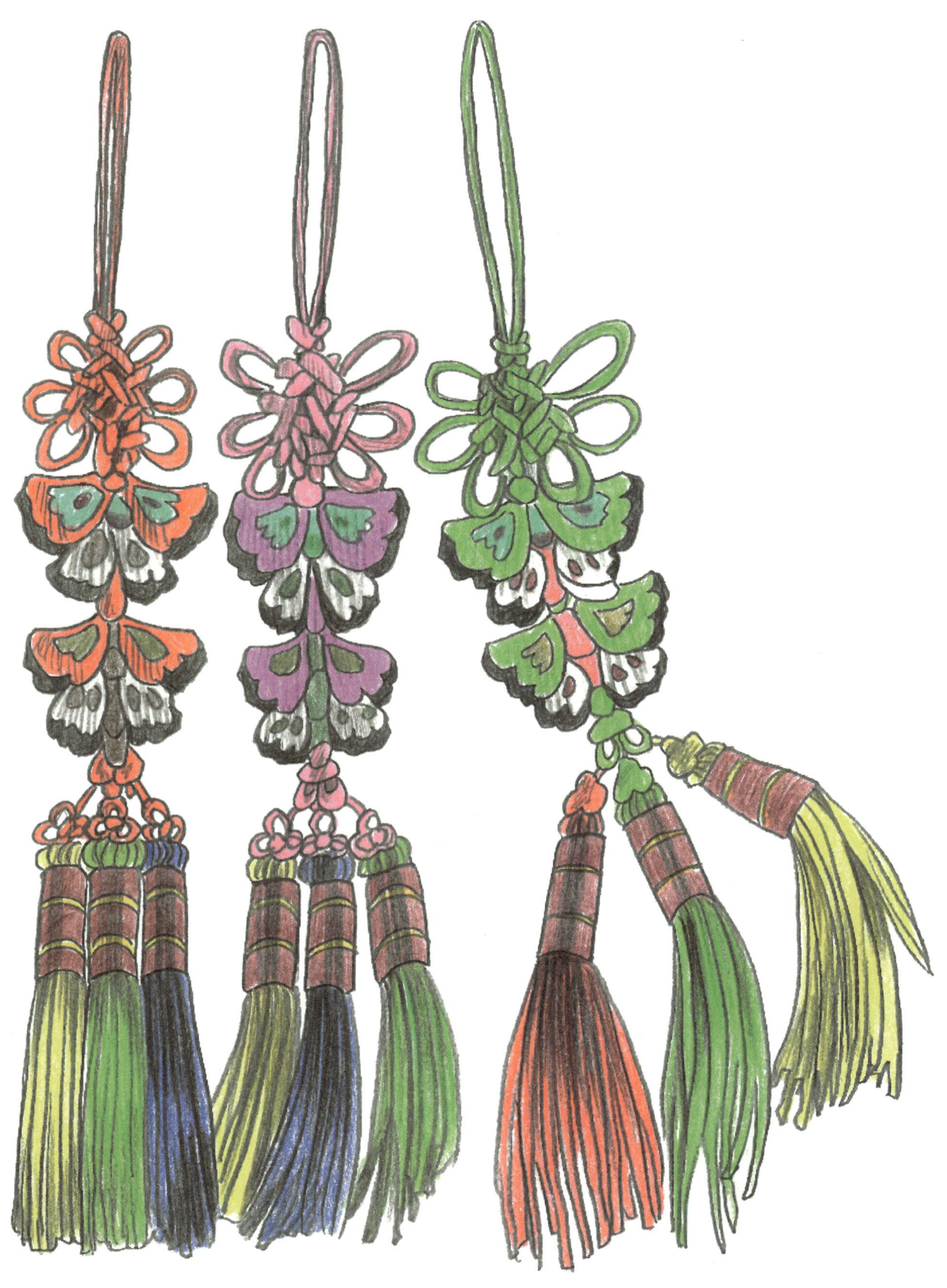

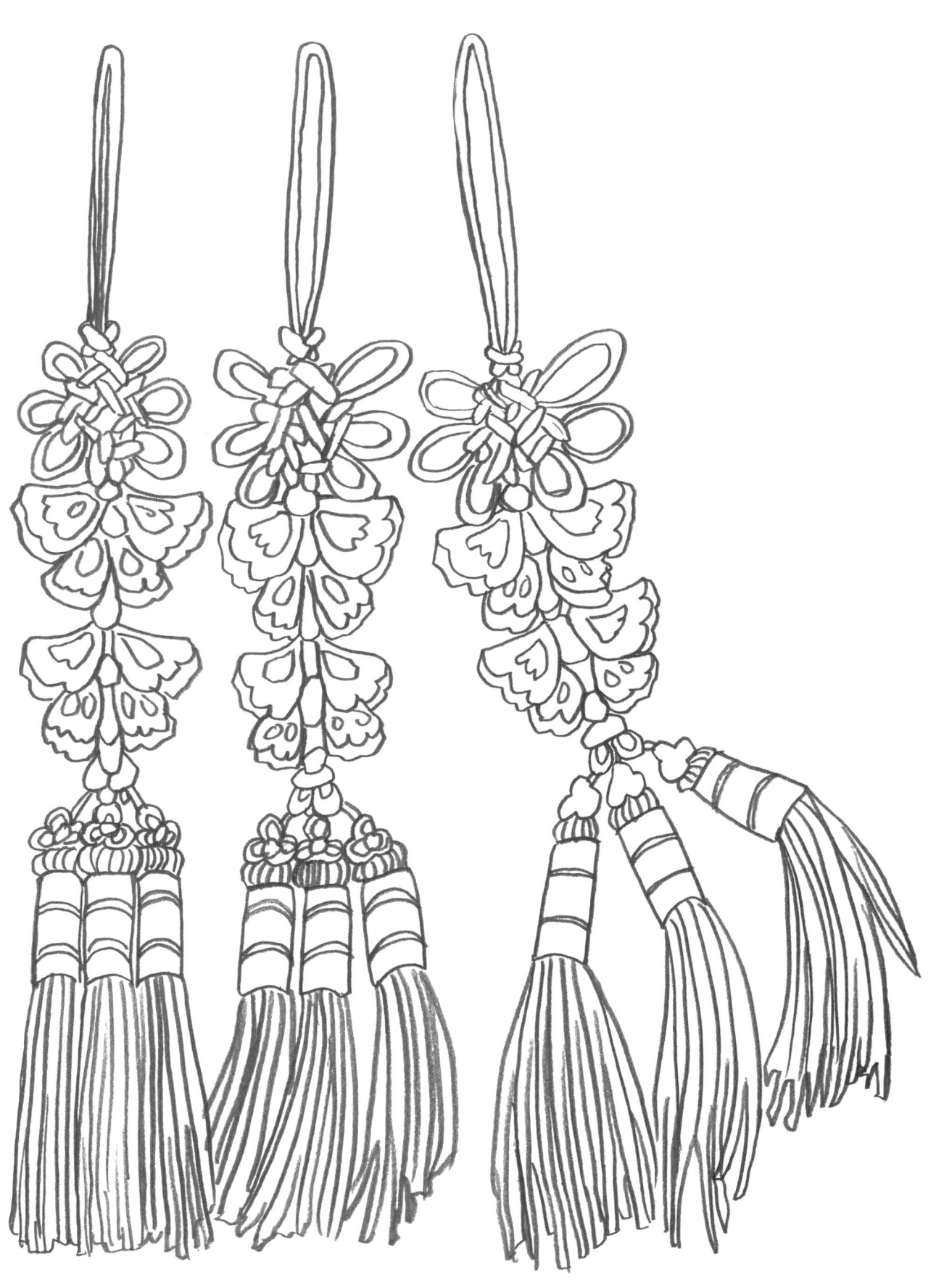

목각 원앙

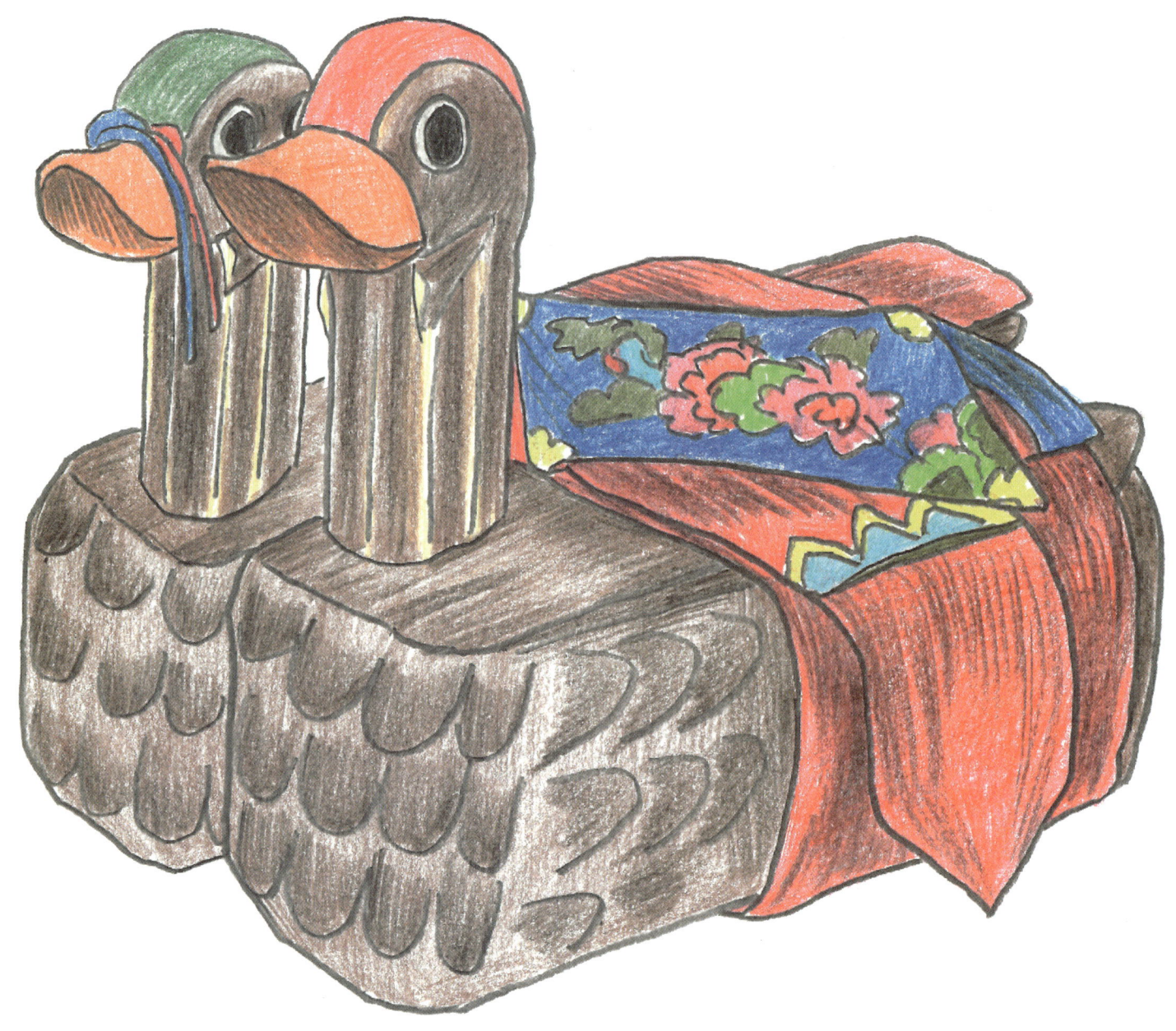

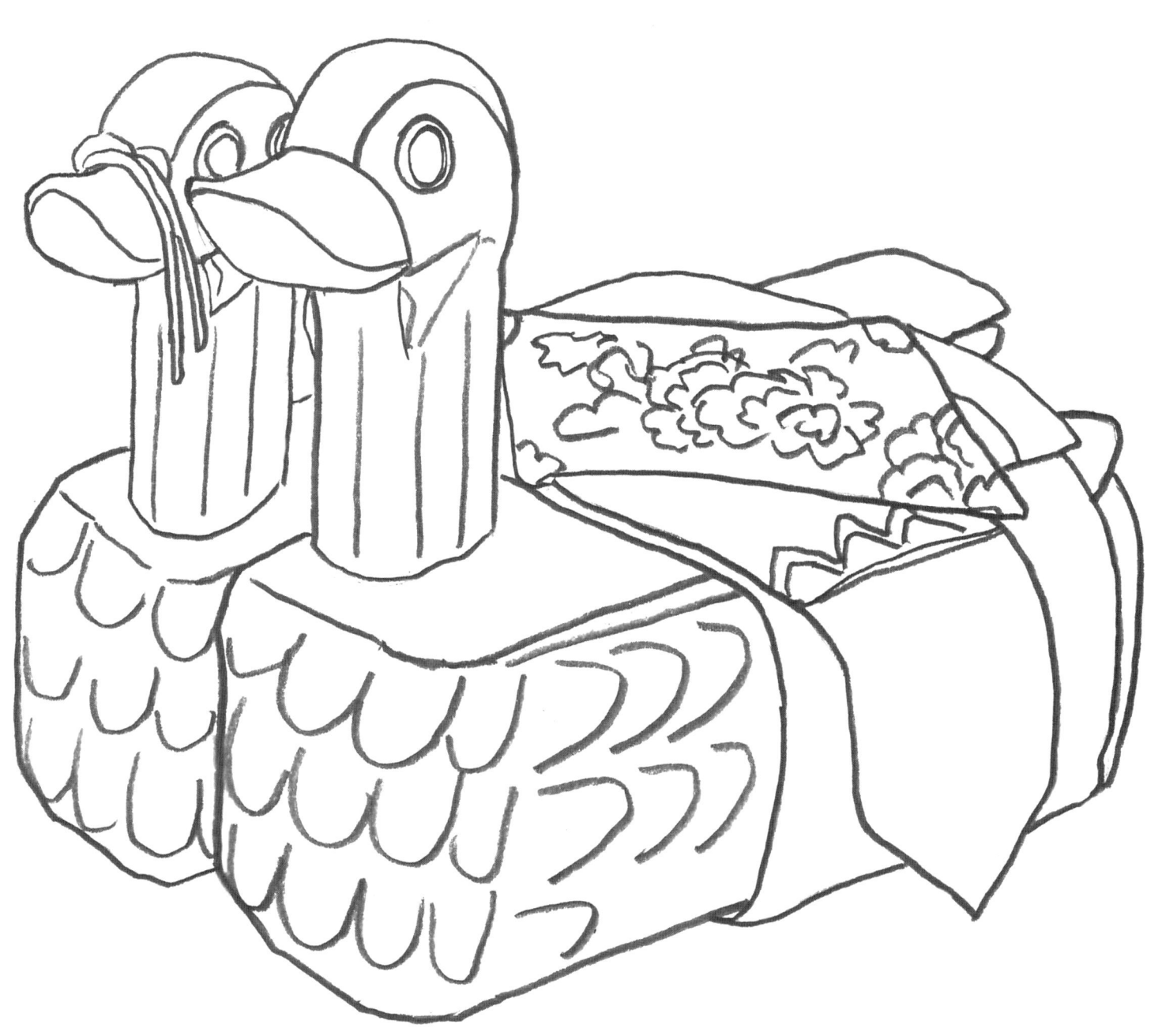

방패연

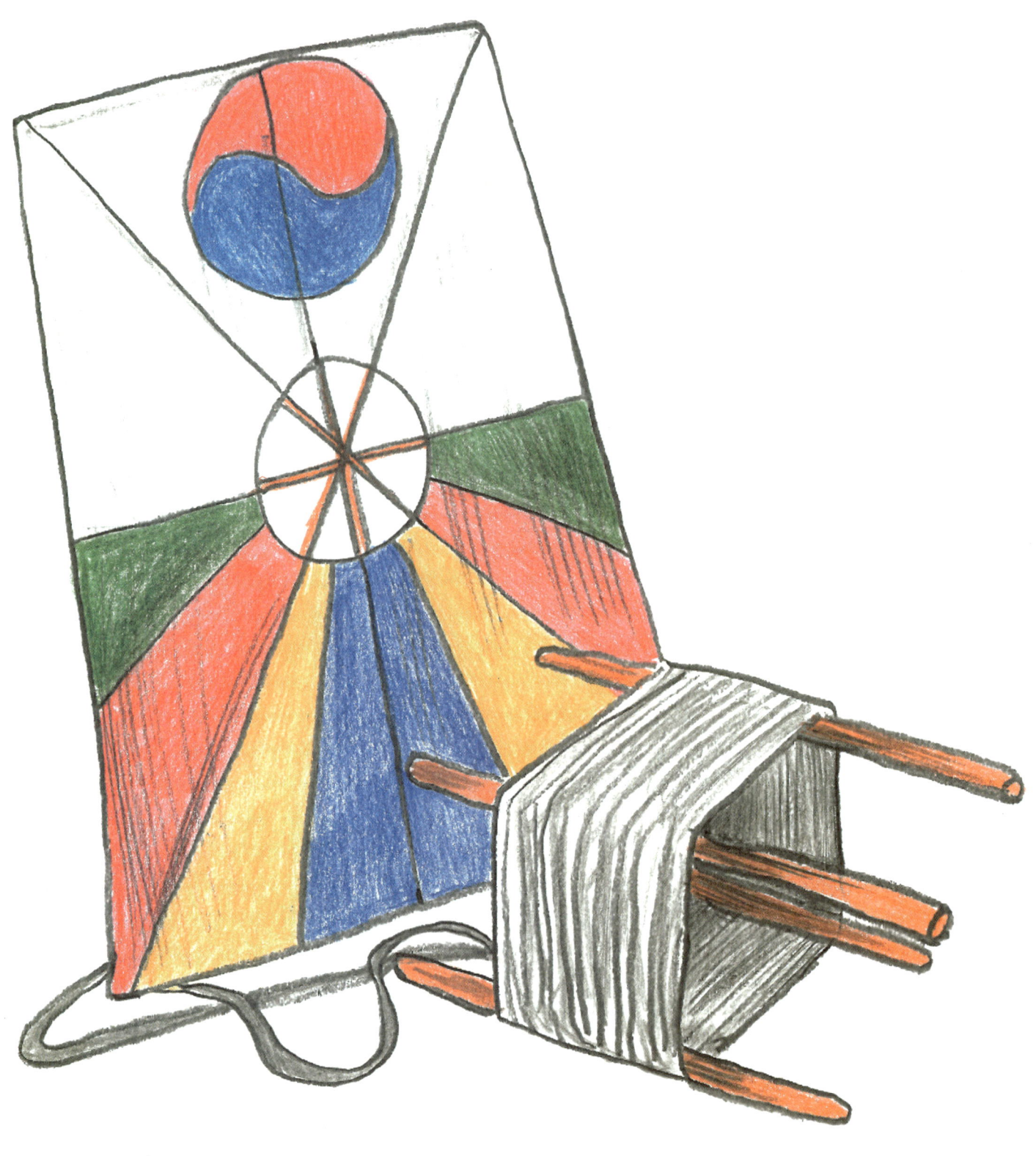

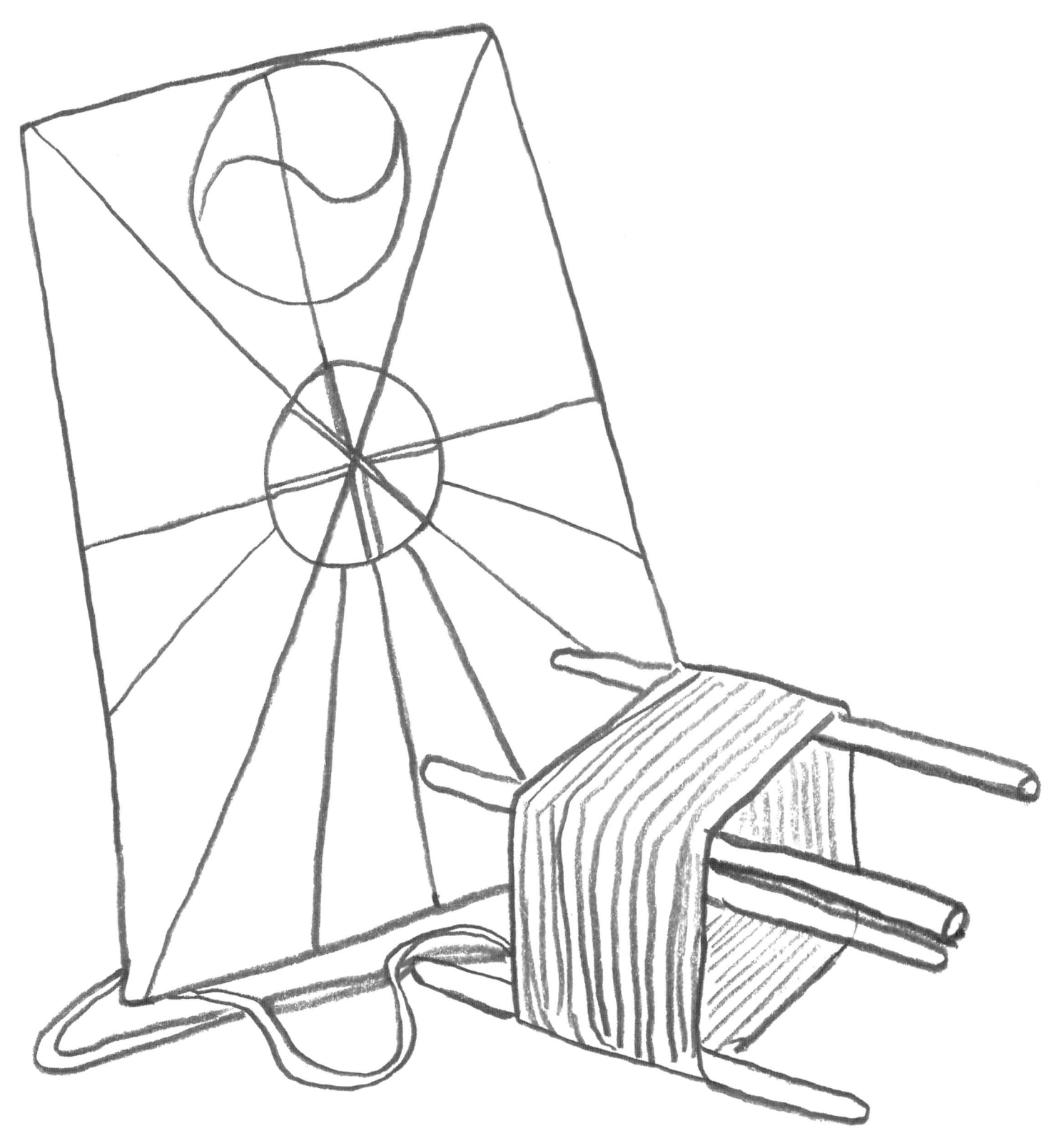

청자 도자기

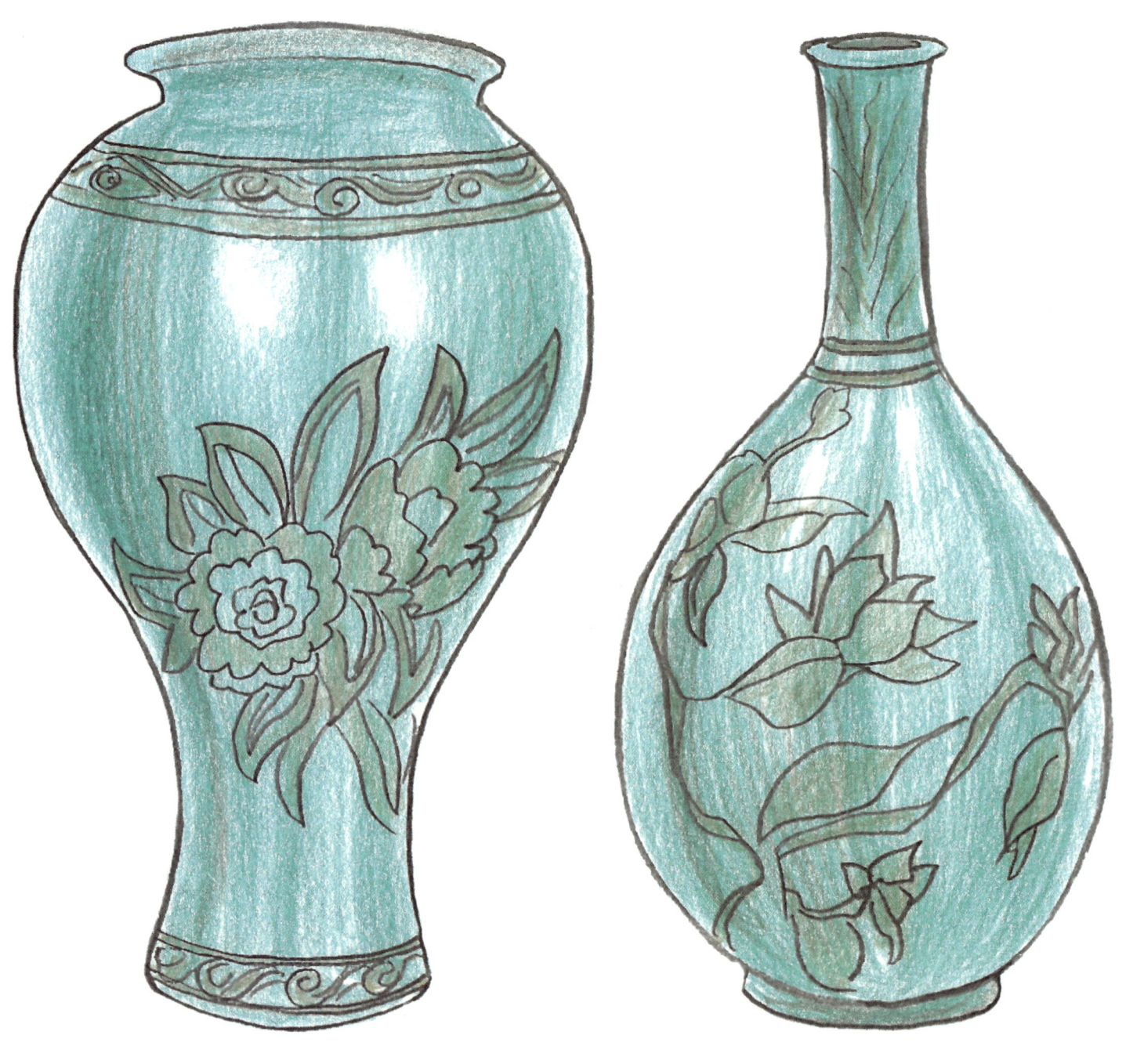

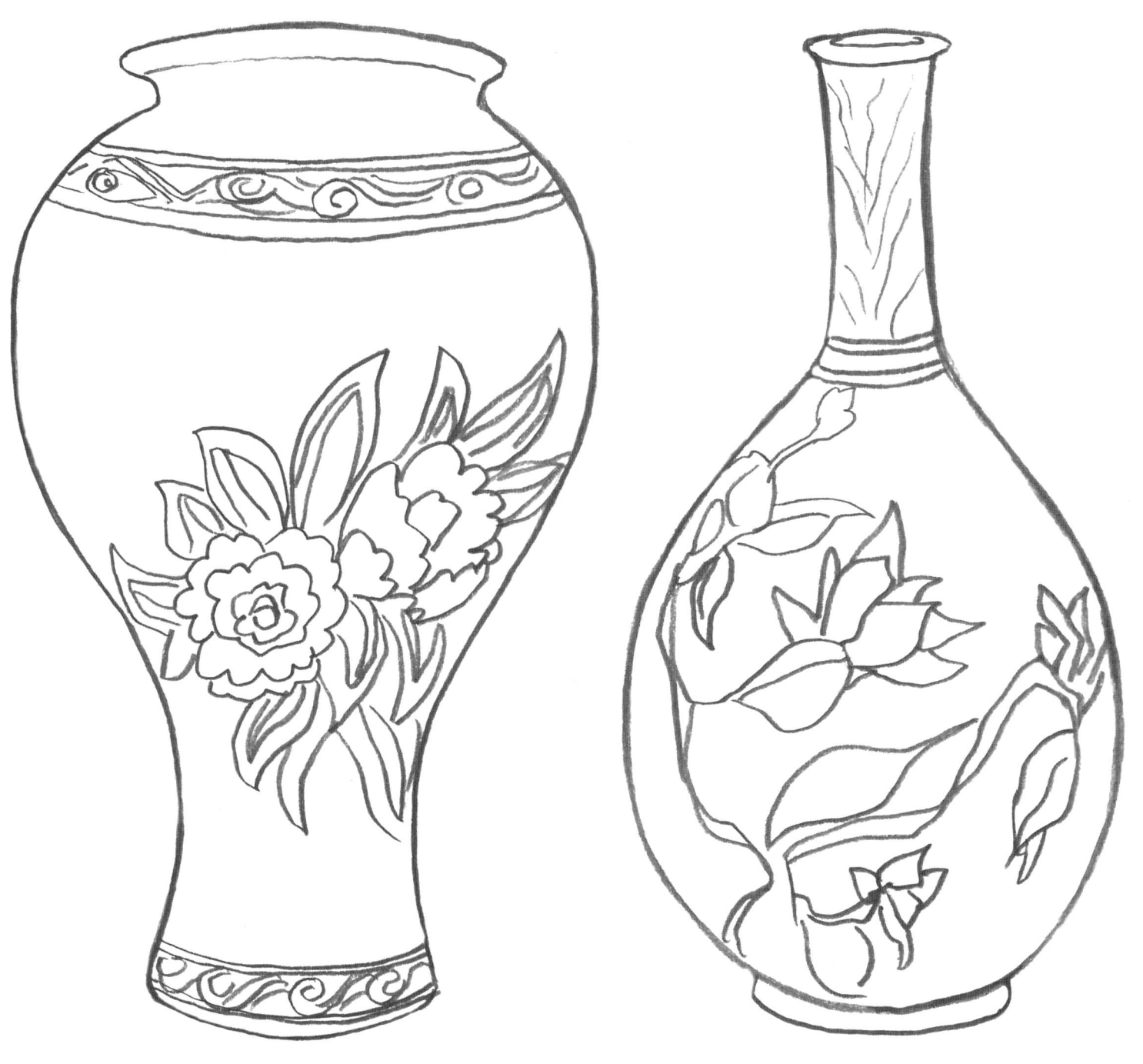

초가집

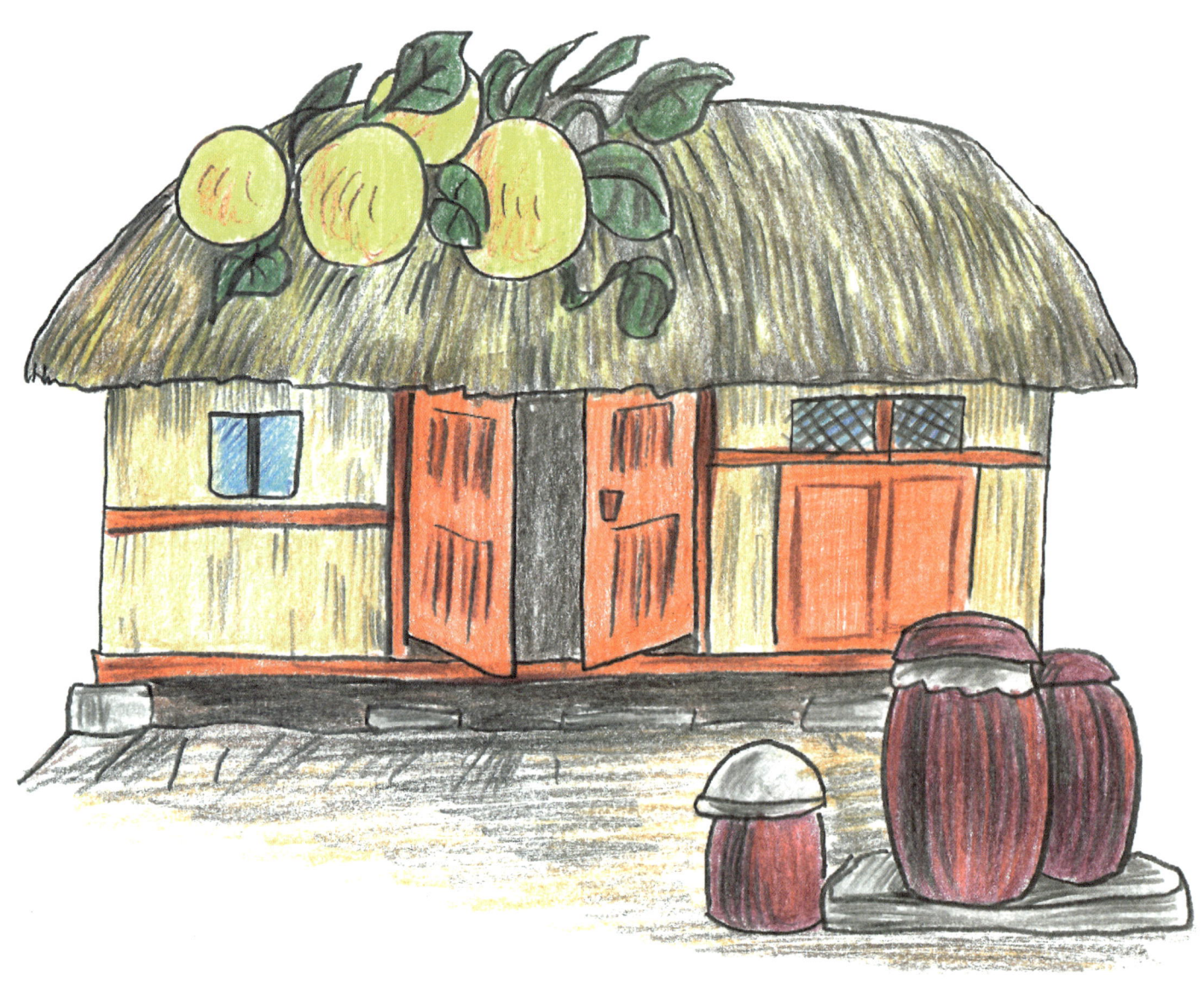

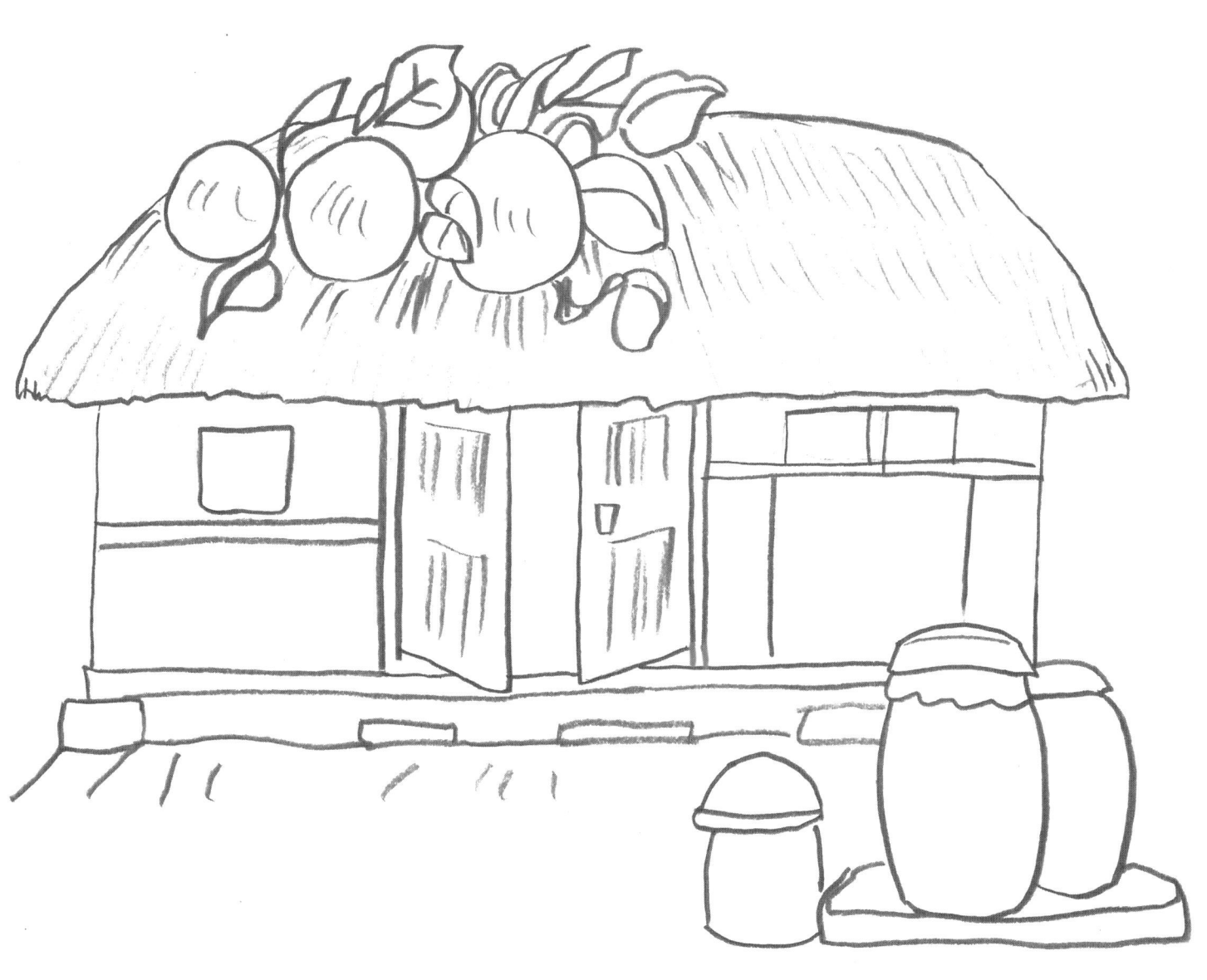

기와집

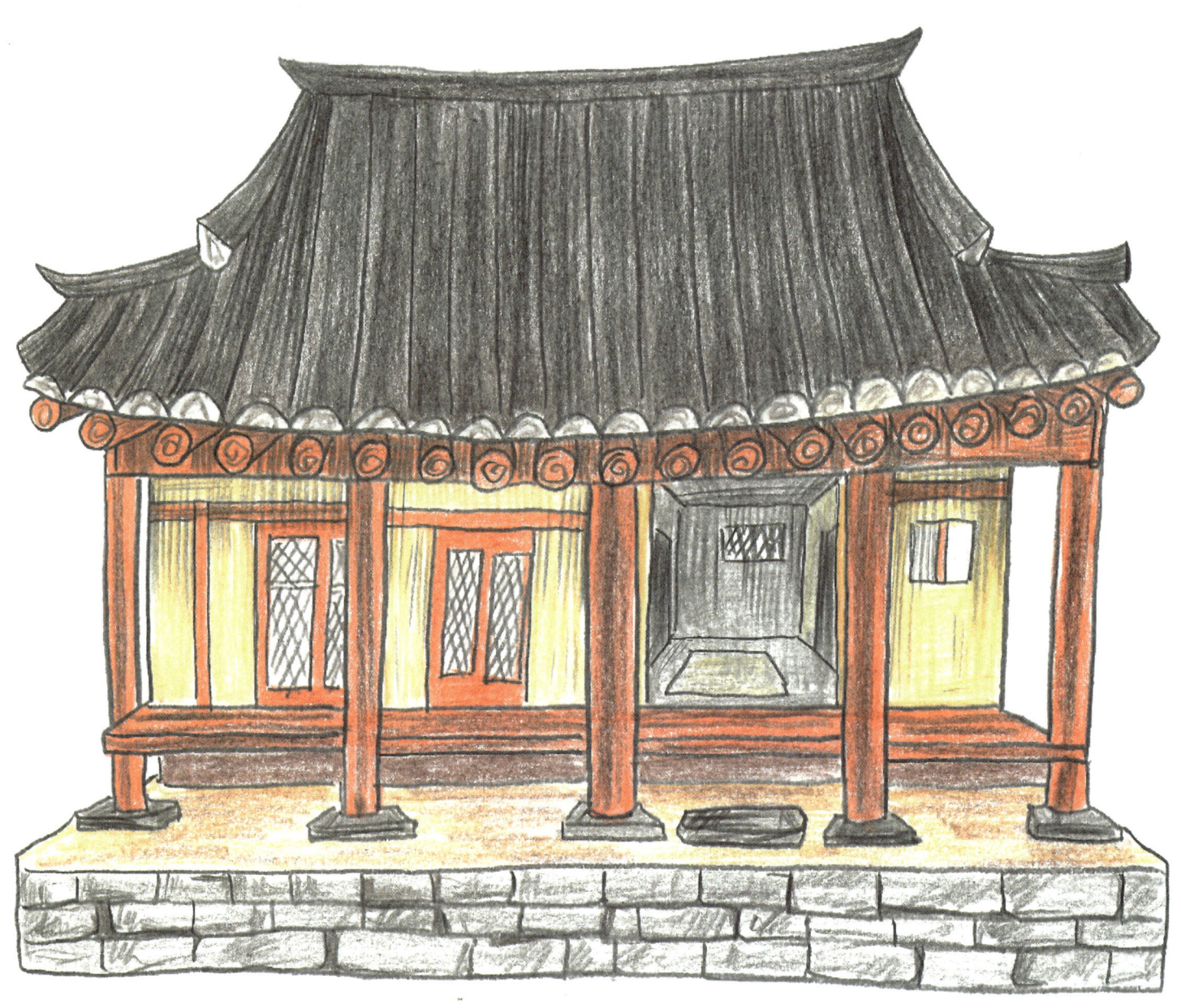

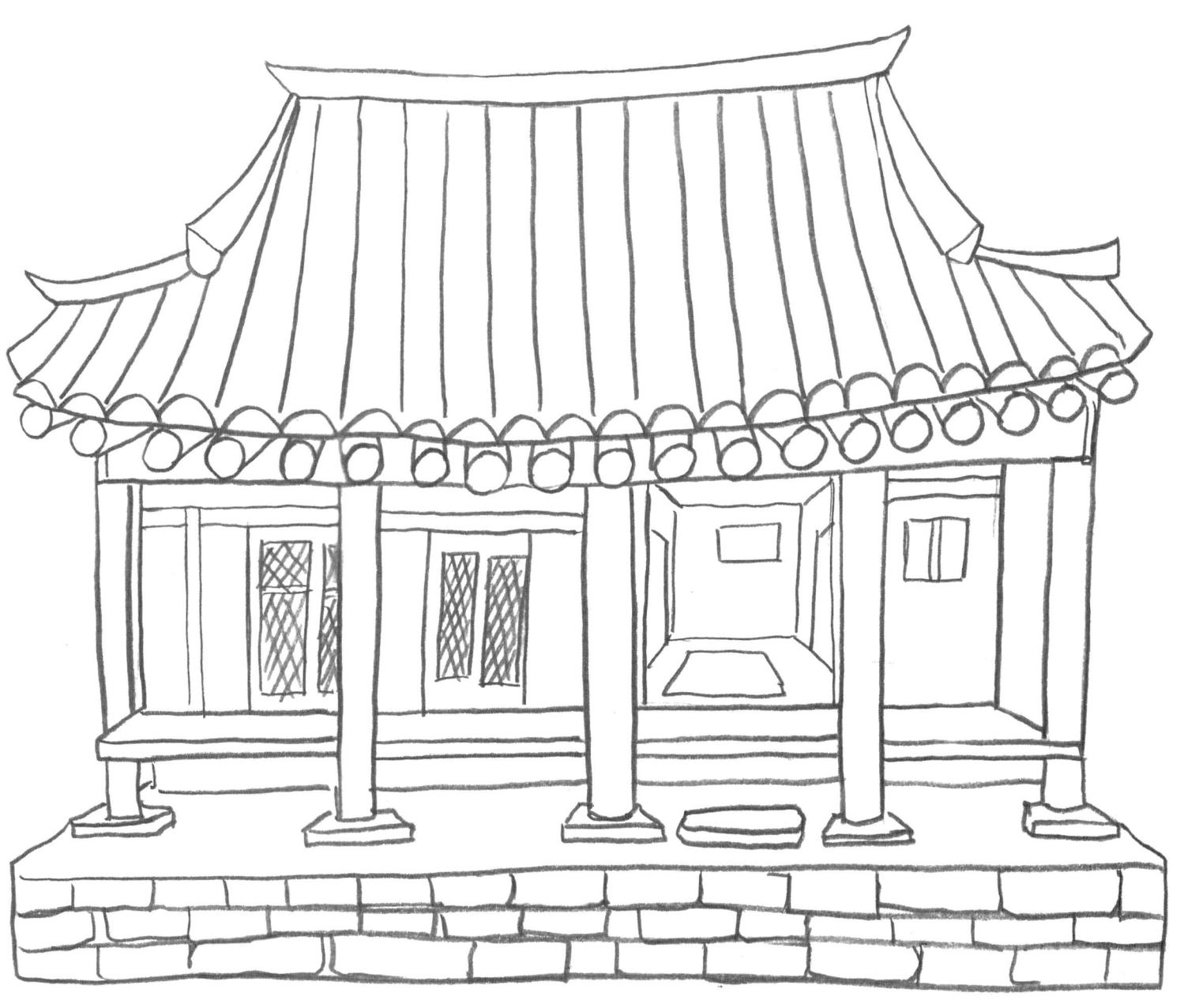

어르신 기억력 강화를 위한
색 칠 공 부
한국의 문화

발 행 일 : 초판 1쇄 2023년 1월 13일

펴 낸 이 : 지오마노아
펴 낸 곳 : 지오마노아
그　　림 : 오 선 진
출판등록 : 2022년 11월 24일
쇼 핑 몰 : https://smartstore.naver.com/zio_manoah
주　　소 : 경기도 안양시 동안구 관양동 954-1
　　　　　평촌디지털엠파이어 (B1) 124호
전　　화 : 070.8064.8960

ISBN : 979-11-981093-1-6

가　　격 : 11,000원

이 책은 저작권법에 따라 보호받는 저작물이므로 무단전재와 복제를 금지하며,
이 책 내용의 전부 또는 일부를 이용하려면 반드시 지오마노아의 서면동의를 받아야 합니다.